内毒素性休克
重症多学科诊疗

Endotoxin Induced-Shock:
a Multidisciplinary Approach in Critical Care

［意］西尔维娅·德·罗萨　［意］吉安卢卡·比利亚　著

姚立农　朱长亮　主译

西北大学出版社

·西安·

著作权合同登记号　图字：25-2023-297

图书在版编目（CIP）数据

　　内毒素性休克：重症多学科诊疗 ／（意）西尔维娅·德·罗萨，（意）吉安卢卡·比利亚著；姚立农，朱长亮主译. — 西安：西北大学出版社，2023.12

　　书名原文：Endotoxin Induced-Shock: a Multidisciplinary Approach in Critical Care
　　ISBN 978-7-5604-5292-0

　　Ⅰ. ①内 … Ⅱ. ①西 … ②吉 … ③姚 … ④朱 … Ⅲ. ①内毒素 — 休克 — 诊疗
Ⅳ. ① R441.9

　　中国国家版本馆 CIP 数据核字（2023）第 255397 号

内毒素性休克：重症多学科诊疗
NEIDUSUXING XIUKE:ZHONGZHENG DUOXUEKE ZHENLIAO

著　　者	［意］西尔维娅·德·罗萨　［意］吉安卢卡·比利亚	
主　　译	姚立农　朱长亮	
出版发行	西北大学出版社	
邮　　编	710069	
电　　话	029-88303310	
网　　址	http://nwupress.nwu.edu.cn	
电子邮箱	xdpress@nwu.edu.cn	
经　　销	全国新华书店	
印　　刷	陕西瑞升印务有限公司	
开　　本	787mm×1092mm　1/16	
印　　张	11.5	
字　　数	180 千字	
版　　次	2023 年 12 月第 1 版　2023 年 12 月第 1 次印刷	
书　　号	ISBN 978-7-5604-5292-0	
定　　价	150.00 元	

如有印装质量问题，请与西北大学出版社联系调换，电话 029-88302966。

译者名单

主　译　姚立农　朱长亮

副主译　刘　睿　李　敏　龙　洁

译　者（按姓氏笔画排序）

石　晨　空军军医大学唐都医院

龙　洁　西安市红会医院

朱长亮　西安市红会医院

乔杜鹃　空军军医大学唐都医院

刘　倩　西安市红会医院

刘　睿　空军军医大学唐都医院

刘瑞婷　空军军医大学唐都医院

闫晓倩　空军军医大学唐都医院

李　敏　空军军医大学唐都医院

杨　丹　空军军医大学唐都医院

保吉燕　西安市红会医院

姚立农　空军军医大学唐都医院

自　序

　　脓毒症是由严重感染引起的宿主反应失调导致的致命性器官功能障碍，与一般非入侵性局部感染不同，脓毒症患者体温、循环、呼吸、神志有明显的改变，并且脓毒症进一步可能发展为严重脓毒症和脓毒性休克。脓毒症主要见于年老体弱、免疫力有缺陷以及重症监护室的危重患者，本病病情重、预后差。尽管治疗方法不断改进、提高，但临床救治费用和死亡率仍居高不下，成本－获益比很不理想。脓毒症的诊断和治疗对广大医务工作者特别是重症救治医护人员仍是非常棘手的难题。当前研究的热点与难点包括：①脓毒症患者最常见也是最致命并发症（急性肾损伤、急性呼吸窘迫综合征）的液体复苏；②脓毒症病因治疗中抗生素的选择与应用；③高性能监测、预测脓毒症严重程度和预后指标研究。

　　内毒素性休克是脓毒症的主要临床表现类型，原发或继发于多种临床危重症状态，极易引起多器官功能障碍和衰竭，严重威胁患者生命，增加社会、医疗负担。遗憾的是，国内尚未有系统地阐述细菌内毒素生物特性、致病机制以及临床监测和治疗方法的书籍。

　　2023 年 Springer Nature 出版了意大利 Silvia De Rosa 和 Gianluca Villa 教授编著的英文版 *Endotoxin Induced-Shock: a Multidisciplinary Approach in Critical Care*，基于国家重症医学中心和国家重症区域医疗中心建设大背景，陕西昆仑医学科研转化有限公司、陕西省保健学会、西北大学出版社引进英文版权，并将牵头组织翻译的重任交付于我。我仔细阅读后感觉受益颇丰，遂组织了朱长亮等一批年轻学者以"忠实原文表述准确，符合汉语使用规范"为基本原则，在较短时间完成了翻译工作。

中文版内容紧凑，重点突出，荟萃了近期内毒素性休克基础与临床研究的最新成果，通过本书的精彩内容，读者可全面、系统地了解内毒素性休克的本质，深刻掌握内毒素性休克临床治疗的关键环节，有效提高内毒素性休克的临床治愈率。

在中文版付梓之际，作为医学科技工作者与本书翻译者，很高兴与同行分享这部书，期待更广泛、更深入的研究以进一步提高和补充相关内容，同时对翻译团队保质高效的工作致以衷心的感谢。

姚立农

2023 年 11 月

原版前言

  内毒素性休克是革兰氏阴性菌血液感染引起的全身严重炎性反应，但其他感染（如革兰氏阳性菌或真菌感染）以及多种临床状况下（如复苏后综合征、创伤），由于肠屏障功能障碍和内毒素移位，同样也可发生内毒素血症。临床常规的治疗方案主要包括抗生素、皮质醇激素、液体治疗、血管活性药物和强心药物、凝血病治疗和营养支持等。本书每章节主要涵盖简要病理生理、管理原则、知识要点等内容，还介绍了多黏菌素 B 血液灌流的分子作用和吸附流体力学特征等。本书旨在方便读者对内毒素性休克的认识和管理。读者可获得内毒素结构和来源、内毒素性休克特异临床表现的病理生理、多学科内毒素性休克诊断和治疗的最新进展，同时聚焦内毒素血症的治疗和体外清除。本书由该领域国际知名专家撰写，主要读者对象是有关重症监护的从业人员，如重症医学科医师、感染病医师、肾脏病医师和重症监护护士等。

西尔维娅·德·罗萨

吉安卢卡·比利亚

目录
CONTENTS

第一章 内毒素：结构、来源和功能

Alessandro Perrella，Novella Carannante，Nicolina Capoluongo，
Annamaria Mascolo，Annalisa Capuano

刘瑞婷 译 姚立农 校

第一节　内毒素

理查德·菲佛（Richard Pfeiffer）在 1892 年首次提出"内毒素"的概念——即细菌细胞中不溶性的有毒物质。即使没有活菌的存在，内毒素仍能引起典型的细菌感染症状[1]。多年的研究确定了内毒素的结构、功能和作用机制，内毒素如今也被认为是脂多糖（lipopolysaccharide，LPS）。

LPS 是革兰氏阴性菌细胞壁的主要成分，约占细胞壁外膜外小叶的 75%。LPS 作为一种糖脂，由固定在外小叶的疏水性脂质（脂质 A）部分和延伸到细胞外膜的亲水性多糖部分组成。多糖部分包含两个结构域：核心寡糖和 O 抗原。O 抗原，也称为 O 链，由多个寡糖单元构成，并通过核心区与脂质 A 结合[2]。LPS 主要作用是形成疏水结构，构成渗透性屏障，保护细菌免受抗菌因素的侵害[3]。

大多数革兰氏阴性菌都会产生 LPS，梅毒螺旋体等少数除外[4]。一般情况下，LPS 的结构是保守的，但不同种类的细菌之间存在差异。某些革兰氏阴性菌产生的不含 O 链的 LPS 被称为"粗糙"LPS，与之相反，包含 O 链的被称为"光滑"LPS[5, 6]。LPS 对于细菌在恶劣环境中的生存至关重要，缺乏 LPS 或仅有"粗糙"LPS 的革兰氏阴性菌更容易受到宿主的防御机制和抗生素的影响[3]。

LPS 中的脂质 A 值得关注，它能激活宿主免疫系统，诱发内毒素的致热效应和毒性效应。不同革兰氏阴性菌产生的脂质 A 在附着的脂肪酸链的数量和长度以及磷酸基团或其他残基存在情况等方面可能有所不同[3]。LPS 通常是由第 1 位和第 4 位磷酸化的二葡糖胺骨架和 5 或 6 个脂肪酰基链构成，其中 3-羟基四癸酸是最常见的脂肪酰基链。研究表明，脂质 A 的改变会引起 LPS 生物活性的改变，这种可变结构决定了其刺激或抑制作用。例如，具有六酰基结构的脂质 A，即当二氨基葡萄糖主链连接有 2 个磷酸盐和 6 个脂肪酰基链时更容易被宿主的 Toll 样受体 4（Toll-like receptor 4，TLR4）和髓样分化因子 2（myeloid differentiation factor 2，MD2）复合物（TLR4/MD2）感知[7]。

作为人肠道主要的共生菌，厌氧拟杆菌产生的 LPS 具有低酰化（四酰基或五酰基酰化）的脂质 A，可以强效抑制 TLR4。通过沉默 TLR4 通路，促进宿主对肠道微生物的耐受性[8]。但是目前尚不清楚这种现象是否会影响感染进展[9]。事实上，铜绿假单胞菌及许多其他革兰氏阴性菌的脂质 A 结构并不具有 6 个脂肪酰基链[7]。鼠疫耶尔森菌能够在 21~27℃ 时产生六酰基 LPS，在 37℃ 时产生四酰基 LPS，因此能够逃避宿主的第一道免疫防线。但是有一种在 37℃ 下产生六酰基 LPS 的转基因鼠疫杆菌菌株似乎呈现无毒性，因为它能促进宿主早期识别感染并有效启动免疫信号传导[10]。在慢性感染过程中，可能会发生 LPS 分子修饰以便逃避宿主的免疫防御和生物被膜适应[11]。

革兰氏阴性菌是肠道微生物的重要组成部分，是 LPS 的来源之一[12]。在健康情况下，少量 LPS 会入血并有可能引发免疫反应。为了保护宿主免受免疫系统过度激活的有害影响，存在几种机制对 LPS 进行解毒和清除[13]。其中主要是高密度脂蛋白（high density lipoprotein，HDL）与磷脂转移蛋白（phospholipid transfer protein，PLTP）协同将进入血液的 LPS 迅速螯合，随后脂蛋白将 LPS 转运到肝脏，在肝脏内被酰氧基水解酶和碱性磷酸酶灭活，最后随胆汁排出体外[13]。

另一种清除机制依赖于 LPS 与小分子高密度脂蛋白（HDL3）的结合。HDL3 通过与脂多糖结合蛋白（lipopolysaccharide binding protein，LBP）结合，捕获来自肠道的 LPS 并形成 HDL3-LBP-LPS 复合物。这种复合物使肝脏巨噬细胞无法检测到 LPS，并通过酰基羧酸水解酶（acyloxyacyl hydrolase，AOAH）使 LPS 失活，从而保护肝脏免受慢性 LPS 暴露过程可能产生的炎症和纤维化[14]。

当肠道屏障遭受破坏时，这些清除机制会受到影响，导致更多的内毒素入血。这可能是因为在灌注不足、炎症、共生菌群失调的情况下，仅由一层细胞构成的肠上皮屏障通透性会增加，LPS 就会转移入血[15-17]。

第二节 LPS 的感知通路

LPS 可以通过细胞内和细胞外途径被宿主感知，从而激活免疫反应。

一、Toll 样受体 4/ 髓样分化因子 2（TLR4/MD2）通路

TLR4 是 LPS 的主要受体，它是负责先天免疫系统早期检测入侵微生物的模式识别受体之一。TLR4 表达于巨噬细胞、单核细胞、中性粒细胞、树突状细胞和上皮细胞的表面以及细胞内，形成对抗革兰氏阴性菌的防御前线。

细菌细胞壁中的 LPS 分子以及可溶性 LPS 聚集体被 LBP 结合，进而与可溶性或膜结合的分化簇 14（cluster of differentiation 14，CD14）形成复合物，最后与 TLR4 结合，形成 TLR4/MD2 复合物。TLR4/MD2 二聚化后激活细胞内髓样分化因子 88 通路（myeloid differentiation factor 88，MyD88），主要介导核因子 κB（nuclear factor κB，NF-κB）早期活化，产生促炎因子（TNF-α、IL-1β、IL-6、IL-12β）；TLR4/MD2 二聚化后也可以激活 TRIF 通路（Toll-like receptor domain adaptor inducing interferon-β，含 TIR 结构域的诱导 β- 干扰素适配器），参与细胞因子（IL-10）转录激活的后期阶段及内毒素耐受性的形成[18, 19]。由病原体引发的免疫系统过度激活和随后的细胞因子风暴导致器官损伤、多器官衰竭和死亡[20]。

然而，随着对 LPS 感知通路研究进展，人们发现了 TLR4 非依赖性通路。这些通路在感染和相关死亡的病理生理过程中发挥着重要作用。

二、瞬时受体电位离子通道

瞬时受体电位（transient receptor potential，TRP）离子通道是膜结合通道，作为细胞对环境和细胞内刺激的感受器。LPS 可以和神经元或上皮细胞中存在的 TRP 结合[21]。LPS 通过激活痛觉神经元中的 TRPA1 亚型通道，在炎症过程中诱发疼痛[22]。气道上皮中 TRPV4 通道的激活会促进纤毛摆动频率并产生杀菌的 NO，从而清除

气道中的病原体。通过识别 LPS，TRP 通道可对入侵的病原体做出即时反应，这种反应更快且不依赖经典的 TLR4 通路[21]。

三、细胞内 LPS 通路

Caspase 全称为含半胱氨酸的天冬氨酸蛋白水解酶（cysteinyl aspartate specific proteinase），其激活在细胞内病原体感知和后续防御中起着重要的作用。LPS 可以以 LPS/外膜囊泡（outer membrane vesicle，OMV）- 高迁移率族蛋白 1（high mobility group box 1，HMGB1）复合物进入细胞质，通过晚期糖基化受体（receptor for advanced glycation endproducts，RAGE）进行内吞。人 Caspase-4/5 能够感知进入巨噬细胞以及内皮细胞和上皮细胞细胞质的 LPS，从而诱导细胞焦亡。此外 Caspase 还能在细胞膜形成孔隙，引起细胞溶解和促炎因子 IL-1β 和 IL-18 的释放[23]。炎症小体活化和细胞焦亡是病原体入侵时宿主先天免疫应答的重要机制，在脓毒症病理生理过程中发挥重要作用。目前发现 Caspase-11 能够清除肺炎克雷伯菌、鲍曼不动杆菌以及伯克霍尔德菌[23]。此外，Caspase 还能够检测到不能被 TLR4 识别的五酰基 LPS[24]。Caspase 介导的内皮细胞的焦亡在微血管的宿主防御和免疫监视中具有重要作用[25]。然而过度的细胞焦亡导致细胞死亡和过度炎症，引起器官衰竭和脓毒性休克[26]。

第三节 LPS 引起的器官损伤和内毒素性休克

内毒素性休克是由血液中高水平 LPS 引发的过度且不受控制的全身炎症反应，导致多器官功能衰竭和死亡。患者通常表现为发热和难治性低血压。低灌注往往引发器官衰竭，临床表现为少尿、乳酸酸中毒、急性意识改变以及弥散性血管内凝血（disseminated intravascular coagulation，DIC）。内毒素在多个器官中引起特定的病理改变，从而影响临床结局（图 1.1）。

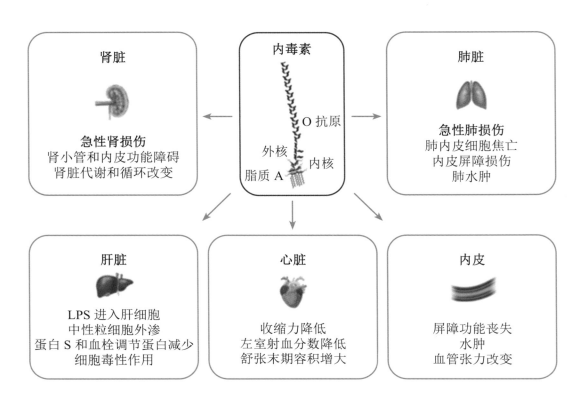

图 1.1 内毒素引起的器官损伤

一、肾脏

至少 40%~50% 的休克患者会发生急性肾损伤（acute kidney injury，AKI），并与高的病死率相关[27, 28]。AKI 还表现为代谢和容量异常，需要调整容量和药物治疗，尤其是限制抗菌药物的选择。脓毒性 AKI 的病理生理学机制复杂，除低灌注外，还涉及血管、肾小管和炎症因子之间的相互作用。尽管脓毒症肾损伤的确切机制尚未研究清楚，但实验证据支持在肾脏中表达的 TLR4 具有重要作用[29]。TLR4 位于肾小管上皮、血管内皮和肾小球中，其激活会导致细胞因子和趋化因子释放、白细胞浸润，导致内皮功能障碍、肾小管功能障碍以及肾代谢和循环改变[30]。LPS 在肾小球中被滤过，通过 TLR4 受体被 S1 近曲小管内吞，LPS 与 S1 肾小管的相互作用会导致严重的氧化应激，并对邻近 S2 肾小管造成损伤[30, 31]。TLR4 还可以直接阻断髓袢升支粗段对碳酸氢盐的吸收，下调肾脏钠、氯和葡萄糖转运蛋白，引起管腔阻塞，减少肾小管血流[30]。引起脓毒症 AKI 的其他因素还包括内皮细胞激活、糖萼改变及中性粒细胞胞外诱捕网（neutrophil extracellular traps，NETs）在肾组织的沉积[32, 33]。LPS 直接引起的肾损伤可以解释血流动力学稳定的脓毒症 AKI 的发生[31]。事实上，研究表明，对脓毒性休克患者进行规范化的血流动力学复苏不会影响 AKI 的发生或病程[28]。因此，将 AKI 中急性肾小管坏死归因为血流动力学改变导致缺血的理论已经被炎症、氧化应激和微血管功能紊乱之间相互作用的理论取代[34]。

二、肺脏

LPS 在肺部引起的组织学改变包括隔膜增厚、水肿、充血和间质大量白细胞浸润，这与 NETs 血清浓度显著增加以及肺损伤程度相关[33]。炎症反应表现为前列腺素、血小板活化因子（platelet-activating factor，PAF）、白三烯和血栓素的释放。这些物质通过增加肺血管通透性和收缩肺内平滑肌细胞导致呼吸窘迫综合征。肺损伤还归因于 LPS 诱发的内皮细胞焦亡。具体而言，LPS 通过 Caspase-4/5/11 介导的细胞焦亡破坏内皮屏障，导致肺水肿、促炎细胞因子释放、液体蛋白泄漏以及大量白细胞浸润[25]。

三、心脏

TLR4 也在心肌细胞中表达，其激活会引起炎症反应，产生抑制心肌收缩作用的细胞因子和趋化因子[35]。LPS 会激活心肌多种 Caspase，促使线粒体释放细胞色素 C，导致心肌细胞凋亡。此外，Caspase-3 的激活还能直接引起钙离子肌丝反应、肌钙蛋白 T 裂解及肌节紊乱等变化，但不会导致心肌细胞的死亡[36]。在健康志愿者中，内毒素水平增加导致左室射血分数降低、左室舒张末期容积增加[37]。在小鼠模型中，LPS 给药后造成心肌发生明显的病理改变，如导致心肌束损伤、毛细血管充血、白细胞附着内皮及心肌细胞组织学改变[33]。其他研究也表明 LPS 相关的心功能不全是通过 TLR4 激活介导[38]。

四、肝脏

肝脏是机体对内毒素血症反应的重要参与者。实验表明，LPS 通过 TLR4 和 Caspase-11/ 焦孔素家族蛋白 D 途径诱导肝细胞释放 HMGB1[39]。HMGB1 和 LPS 的复合物通过 RAGE 进入巨噬细胞和内皮细胞的细胞质，在此处激活 Caspase-11 并诱导焦亡和细胞死亡[40]。LPS 的细胞内作用被认为在脓毒症发病机制中起核心作用[23]。

在肝脏中，LPS 影响窦状内皮细胞的结构和血流速度，导致中性粒细胞外渗，中性粒细胞与肝细胞的相互作用减少了蛋白 S 和血栓调节蛋白的合成，从而引起促凝状态，并直接对肝细胞产生细胞毒性作用[32]。LPS 引起肝脏的组织学变化包括肝窦增大、内皮细胞体积增大、管腔内充斥大量白细胞、Kupffer 细胞肥大和增生、门脉区白细胞聚集、中央静脉充血并伴有肝细胞肿胀[33]。

五、血管内皮

内皮细胞功能障碍被认为是器官衰竭进展的关键因素[32]。血液中的 LPS 引起血管内皮的糖萼内层脱落，从而导致血管屏障功能丧失、水肿和血管张力失调[32]。

内皮细胞受到 LPS 刺激后会上调多种黏附分子（E- 选择素、P- 选择素、细胞间黏附分子 1 等）、细胞因子（IFN-α、INF-γ、IL-6）和趋化因子（CCL2、CCL3、CCL5）表达。此外，LPS 还会下调血栓调节蛋白、组织型纤溶酶原激活剂和肝素的表达，同时上调组织因子（tissue factor，TF）和纤溶酶原激活剂抑制剂 -1（plasminogen activator inhibitor-1，PAI-1）的表达[36]。此外，LPS 还能诱导凝血因子Ⅻ（哈格曼因子）活化，促进内源性凝血途径，将纤维蛋白原转化为纤维蛋白。

这些效应与外源性凝血途径的激活共同作用，导致凝血平衡从抗凝状态转为促凝状态，引起血管内血栓和 DIC 的发生。

此外，LPS 还能诱导释放 NO 和氧自由基，加剧内皮的通透性和损伤。中性粒细胞黏附于损伤的内皮，进一步增强氧化反应。活化的凝血因子Ⅻ将前激肽转化为激肽，而激肽又可将激肽原转化为缓激肽。缓激肽是一种血管活性肽，具有扩张血管和增加血管通透性的作用。LPS 还可通过经典或替代途径激活补体级联反应，促进多核白细胞的渗出和趋化作用。最后，LPS 还能启动 Caspase 依赖性细胞焦亡进程，导致内皮屏障破坏、液体渗漏[25]。

第四节　内毒素性休克的评估

仅凭诊断工具无法确诊内毒素性休克，还需要医生对症状体征的识别。在这种情况下制订内毒素性休克的临床诊断标准尤为重要，因为诊断标准对发病率和病死率有影响。因此识别从早期炎症到多器官功能障碍的阶段至关重要。

内毒素性休克的临床标准包括急性生理评估和慢性健康评估（acute physiologic assessment and chronic health evaluation，APACHE）评分、序贯器官衰竭评估（sequential organ failure assessment，SOFA）和快速 SOFA 评分。所有评分旨在找到一种易于应用的评分系统，可用于任何临床环境中预测休克的存在、器官功能障碍的风险和院内病死率。

如果能迅速确定感染源，则可根据受感染的器官进行个性化处理。相反，在没有明确感染源的情况下，寻找感染源就成了首要任务。美国的医疗机构和社会指南建议在评估的第一小时内或开始任何抗生素治疗之前，常规收集血液、痰液、尿液和任何其他伤口的标本进行培养[41]。

心血管监测对休克患者至关重要，必要时应将患者迅速转移至重症监护室，以便获得快速复苏和最佳血流动力学支持。连续心电监护和脉搏氧饱和度监测是危重患者重要的监测工具。监测静脉血氧饱和度可反映患者的氧需求，尤其是在休克的早期复苏阶段[42]。血氧饱和度下降提示机体氧需/供失衡，需要氧疗支持。

根据内毒素性休克的严重程度，常规检查包括根据间接代谢参数评估灌注障碍和脏器损伤程度。生物标志物有助于诊断，常用的炎症标志物包括降钙素原、乳酸、细胞因子、趋化因子及 C 反应蛋白[43]。乳酸可以反映组织灌注，因而它是目前监测复苏效果和血流动力学支持最常用的代谢参数[42]。然而，其他生物标志物对乳酸代谢的提高不可或缺。此外，促炎和抗炎生物标志物的组合有助于识别发生严重休克的多器官功能障碍风险较高的患者。评估脓毒性休克危险分层最重要的直接参数之一是内毒素活性测定。内毒素活性测定（endotoxin activity assay，EAA）是对严重脓毒症患者进行风险分层和评估革兰氏阴性菌感染进展的有效检测技术。一项大型多中心研究证明 EAA 在监测危重患者病情进展方面具有实用价值[44, 45]。

参考文献

[1] RIETSCHEL ET，CAVAILLON JM. Endotoxin and anti-endotoxin：the contribution of the schools of Koch and Pasteur：life，milestone-experiments and concepts of Richard Pfeiffer（Berlin）and Alexandre Besredka（Paris）. J Endotoxin Res，2002，8：3-16.

[2] HEINE H，RIETSCHEL ET，ULMER AJ. The biology of endotoxin. Mol Biotechnol，2001，19：279-296.

[3] CAROFF M，NOVIKOV A. Lipopolysaccharides：structure，function and bacterial identification. OCL，2020，27：31.

[4] LUNDSTEDT E，KAHNE D，RUIZ N. Assembly and maintenance of lipids at the bacterial outermembrane. Chem Rev，2021，121：5098-5123.

[5] RAETZ CRH，WHITFIELD C. Lipopolysaccharide endotoxins. Annu Rev Biochem，2002，71：635-700.

[6] BERTANI B，RUIZ N. Function and biogenesis of lipopolysaccharides. EcoSal Plus，

2018，8（1）：10.

[7] MUNFORD RS. Sensing gram-negative bacterial lipopolysaccharides: a human disease determinant? Infect Immun，2008，76：454-465.

[8] D'HENNEZEL E，ABUBUCKER S，MURPHY LO，et al. Total lipopolysaccharide from the human gut microbiome silences toll-like receptor signaling. mSystems，2017，2: e00046-17.

[9] ADELMAN MW，WOODWORTH MH，LANGELIER C，et al. Thegut microbiome's role in the development，maintenance，and outcomes of sepsis. Crit Care，2020，24: 278.

[10] Montminy SW，Khan N，McGrath S，et al. Virulence factors of Yersinia pestis are overcome by a strong lipopolysaccharide response. Nat Immunol，2006，7：1066-1073.

[11] MALDONADO RF，SÁ-CORREIA I，VALVANO MA. Lipopolysaccharide modification in gram-negativebacteria during chronic infection. FEMS Microbiol Rev，2016，40：480-493.

[12] GUERVILLE M，BOUDRY G. Gastrointestinal and hepatic mechanisms limiting entry and dissemination of lipopolysaccharide into the systemic circulation. Am J Physiol Gastrointest Liver Physiol，2016，311：G1-G15.

[13] NGUYEN M，PALLOT G，JALIL A，et al. Intra-abdominal lipo-polysaccharide clearance and inactivation in peritonitis: key roles for lipoproteins and thephospholipid transfer protein. Front Immunol，2021，12：622935.

[14] HAN YH，ONUFER EJ，HUANG LH，et al. Enterically derived high-density lipoprotein restrains liver injury through the portal vein. Science，2021，373：eabe6729.

[15] GARCIA MA，NELSON WJ，CHAVEZ N. Cell-cell junctions organize structural and signaling networks. Cold Spring HarbPerspect Biol，2018，10：a029181.

[16] TSUJIMOTO H，ONO S，MOCHIZUKI H. Role of translocation of pathogen-associated

molecularpatterns in sepsis. Dig Surg, 2009, 26: 100-109.

[17] HAUSSNER F, CHAKRABORTY S, HALBGEBAUER R, et al. Challenge to the intestinal mucosaduring sepsis. Front Immunol, 2019, 10: 891.

[18] PALSSON-MCDERMOTT EM, O'NEILL LAJ. Signal transduction by the lipopolysaccharide receptor, toll-like receptor-4. Immunology, 2004, 113: 153-162.

[19] ALURI J, COOPER MA, SCHUETTPELZ LG. Toll-like receptor signaling in the establishment andfunction of the immune system. Cells, 2021, 10: 1374.

[20] FAJGENBAUM DC, JUNE CH. Cytokine storm. N Engl J Med, 2020, 383: 2255-2273.

[21] ALPIZAR YA, BOONEN B, SANCHEZ A, et al. TRPV4 activation triggers protective responses to bacterial lipopolysaccharides in airway epithelial cells. Nat Commun, 2017, 8: 1059.

[22] MAZGAEEN L, GURUNG P. Recent advances in lipopolysaccharide recognition systems. Int J Mol Sci, 2020, 21: 379.

[23] RATHINAM VAK, ZHAO Y, SHAO F. Innate immunity to intracellular LPS. Nat Immunol, 2019, 20: 527-533.

[24] ZAMYATINA A, HEINE H. Lipopolysaccharide recognition in the crossroads of TLR4 and caspase-4/11 mediated inflammatory pathways. Front Immunol, 2020, 11: 585146.

[25] CHENG KT, XIONG S, YE Z, et al. Caspase-11-mediated endothelial pyroptosis underlies endotoxemia-induced lung injury. J Clin Investig, 2017, 127: 4124-4135.

[26] ZHANG W, COOPERSMITH CM. Dying as a pathway to death in sepsis. Anesthesiology, 2018, 129: 238-240.

[27] HOSTE EAJ, BAGSHAW SM, BELLOMO R, et al. Epidemiology of acute kidney injury in critically ill patients: the multinational AKI-EPI study. Intensive Care Med, 2015, 41: 1411-1423.

[28] KELLUM JA, CHAWLA LS, KEENER C, et al. The effects of alternative resuscitation

strategies on acute kidney injury in patients with septic shock. Am JRespir Crit Care Med，2016，193：281-287.

[29] FENHAMMAR J，RUNDGREN M，FORESTIER J，et al. Toll-like receptor4 inhibitor TAK-242 attenuates acute kidney injury in endotoxemic sheep. Anesthesiology，2011，114：1130-1137.

[30] ANDERBERG SB，LUTHER T，FRITHIOF R. Physiological aspects of toll-like receptor 4 activation insepsis-induced acute kidney injury. Acta Physiol，2017，219：575-590.

[31] KALAKECHE R，HATO T，RHODES G，et al. Endotoxin uptake by S1 proximal tubular segment causes oxidative stress in the downstream S2 segment. J AmSoc Nephrol，2011，22：1505-1516.

[32] INCE C，MAYEUX PR，NGUYEN T，et al. The endothelium in sepsis. Shock，2016，45：259-270.

[33] CZAIKOSKI PG，MOTA JMSC，NASCIMENTO DC，et al. Neutrophil extracellular traps induce organ damage during experimental and clinical sepsis. PLoS One，2016，11：e0148142.

[34] GOMEZ H，INCE C，DE BACKER D，et al. A unified theory of sepsis-induced acute kidney injury：inflammation，microcirculatory dysfunction，bioenergetics，and the tubular cell adaptation to injury. Shock，2014，41：3-11.

[35] BOYD J，MATHUR S，WANG Y，et al. Toll-like receptor stimulation in cardiomyoctes decreases contractility and initiates an NF-κB dependent inflammatory response. Cardiovasc Res，2006，72：384-393.

[36] FORFORI F，GIULIANO G，LICITRA G. Pathophysiology of endotoxic shock mechanisms of endotoxin-induced multi-organ damage. ICU Mgmt Pract，2018，18(3)：150-153.

[37] SUFFREDINI AF，FROMM RE，PARKER MM，et al. The cardiovascular response of

normal humans to the administration of endotoxin. N Engl J Med，1989，321：280-287.

[38] MARTIN L，DERWALL M，AL ZOUBI S，et al. The septicheart. Chest，2019，155：427-437.

[39] LI W，DENG M，LOUGHRAN PA，et al. LPS induces active HMGB1 release from hepatocytes into exosomes through the coordinated activities of TLR4 and caspase-11/GSD-MD signaling. Front Immunol，2020，11：229.

[40] DENG M，TANG Y，LI W，et al. The endotoxin delivery protein HMGB1 mediates caspase-11-dependent lethality in sepsis. Immunity，2018，49：740-753.e7.

[41] CHAKRABORTY RK，BURNS B. Systemic inflammatory response syndrome. In：StatPearls. TreasureIsland，FL：StatPearls Publishing，2021.

[42] DELLINGER RP，ROY A，PARRILLO JE. Severe sepsis and septic shock. In：Dellinger RP，Roy A，Parrillo JE，editors. Critical care medicine E-book：principles of diagnosis and management in the adult. 5th ed. Amsterdam：Elsevier Health Sciences，2018.

[43] FAIX JD. BIOMARKERS OF SEPSIS. Crit Rev Clin Lab Sci，2013，50(1)：23-36.

[44] YAGUCHI A，YUZAWA J，KLEIN DJ，et al. Combining intermediate levels of the endo-toxin activity assay (EAA) with other biomarkers in the assessment of patients with sepsis：results of an observational study. Crit Care，2012，16(3)：R88.

[45] MARSHALL JC，WALKER PM，FOSTER DM，et al. Measurement of endotoxin activi-ty in critically ill patients using whole blood neutrophil dependent chemiluminescence. Crit Care，2002，6(4)：342-348.

第二章 内毒素性休克的病理生理学

Marta Pillitteri，Etrusca Brogi，Chiara Piagnani，Francesco Forfori

刘瑞婷 译 姚立农 校

第一节　引言

内毒素也被称为 LPS，由亲水性多糖部分和共价结合的疏水性脂质部分（脂质 A）组成。内毒素是革兰氏阴性菌细胞壁的固有组成成分，是细菌细胞壁的保护屏障。在革兰氏阴性菌导致的脓毒症中，LPS 会激活免疫系统，发挥着重要的作用。虽然革兰氏阳性菌是重症监护室脓毒性休克最常见的病原体，但了解内毒素性休克的发病机制对理解其临床表现及在多器官功能障碍中的作用以进行早期诊断和治疗至关重要。

第二节　内毒素的作用及与免疫系统的相互作用

免疫系统对病原体的第一道防线是通过模式识别受体（pattern recognition receptors，PRRs）识别被称为病原体相关分子模式（pathogen-associated molecular patterns，PAMPs）的病原体结构[1]。PRRs 存在免疫细胞表面。PRRs 和 PAMPs 的连接会触发细胞通路，引起炎症介质产生。此外 PRRs 还能识别损伤相关分子模式（damage-associated molecular patterns，DAMPs），即循环中病原体坏死的细胞碎片。PAMPs 和 DAMPs 被 PRRs 识别会激活白细胞并引发炎症反应。

LPS 作为 PAMPs 被 PRRs 识别后激活抗炎反应[2]。在细菌细胞溶解后，LPS 被释放到循环中，成为 DAMPs[3]。Toll 样受体 4（TLR4）是一种在免疫细胞和非免疫细胞上表达的受体，LPS 可以被其识别[4]。TLR4 代表在细胞表面参与先天性免疫的 PRRs，可以识别脂质 A[5]。LPS 和 TLR4 的相互作用离不开两个关键分子，一个是 LPS 结合蛋白（LBP），也就是分化簇 14（CD14），另一个是被称为"门卫"的髓样分化因子 2（MD2）。CD14 是一种 LBP，既能以可溶性形式也可以以固定于细胞膜形式存在。作为 LPS 受体，CD14 参与内毒素的内吞和解毒过程。LBP 结合 LPS 并将其转移到细胞表面 TLR4/MD2 复合物上[6, 7]，TLR4/MD2 复合物进入细胞质并激活两条细胞内通路——依赖髓样分化因子 88（MyD88）通路和不依赖

MyD88 通路[8]（图 2.1）。促炎细胞因子和趋化因子随之释放，引发白细胞活化和迁移、毛细血管通透性增加和内皮损伤等经典的抗炎反应。

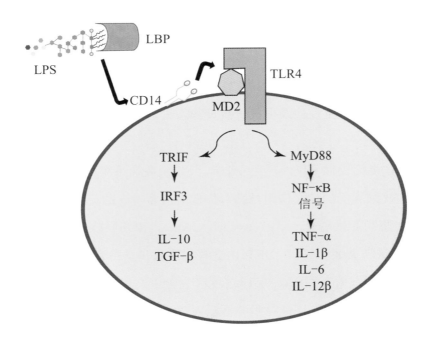

图 2.1　LPS 与 TLR4 和细胞内信号通路的关联

编者按：英文原著中为 LPB、TRL4、MyDD 88。

MyD88 通路是一个信号级联反应，涉及白细胞介素受体相关激酶（interleukin-receptor-associated kinase，IRAKs），最终激活转录程序，即有丝分裂原活化蛋白激酶（mitogen-activated protein kinases，MAPK）和活化 B 细胞的核因子 -κ 轻链增强子（nuclear factor kappa-light-chain-enhancer of activated B cells，NF-κB）。NF-κB 诱导促炎基因转录从而产生细胞因子，如肿瘤坏死因子 -α（TNF-α）、白细胞介素 -1β（IL-1β）、白细胞介素 -6（IL-6）和白细胞介素 -12β（IL-12β）[9, 10]。

MyD88 非依赖通路招募 β 干扰素 TIR 结构域衔接蛋白（TRIF），激活干扰素调节因子 3（IRF3）[11]。IRF3 参与激活干扰素 β（IFN-β）和诱导相关基因转录。该通路调控转录激活的后期阶段，诱导白细胞介素 -10（IL-10）产生，引起内毒素耐受现象[12]。

脓毒症被定义为"由于宿主对感染的反应失调引起的危及生命的器官功能障碍"[13]。因此，脓毒症的特点是不受控制的炎症反应及宿主对炎症的反应失调[14]。这种不受控制的促炎因子释放被称为"细胞因子风暴"[15]。多种细菌因素和宿主因素造成这种过度的炎症反应及促炎 - 抗炎稳态失衡，从而可能引起脓毒性休克和多器官功能衰竭。

免疫系统的激活失调不仅涉及免疫细胞，还涉及凝血系统和补体系统。炎症反应、凝血障碍和内皮细胞间的交互作用是脓毒症期间需要考虑的关键因素。中性粒细胞通过释放蛋白酶和活性氧（reactive oxygen species，ROS）以及中性粒细胞胞外诱捕网（NETs）促进高炎症反应[16]。NETs 由含有抗菌肽和蛋白酶的染色质纤维网组成，作用是捕获并杀死细菌。然而，NETs 过度产生会引发血管内血栓形成，对组织器官造成二次伤害[17]。NETs 还能黏附并激活内皮，通过破坏内皮和上皮细胞造成血管损伤。此外，补体系统激活释放的 C3a 和 C5a 具有强大的促炎活性，如招募白细胞、血小板和激活内皮细胞等。这是先天性免疫反应的重要组成部分。引入"免疫血栓形成"一词是为了支持凝血系统的激活参与先天性免疫反应[18]。脓毒症期间，凝血系统稳态失衡并呈现出促凝状态，微血管中表现尤甚。凝血因子的过度消耗可能导致弥散性血管内凝血（DIC）[19]。

内毒素耐受和代偿性抗炎反应综合征（compensatory anti-inflammatory response syndrome，CARS）是一种有趣现象，其特点是免疫系统对 LPS 的反应敏感性降低[20]，其中的机制尚未明确。目前认为可能是由脓毒症诱导单核细胞和巨噬细胞的表观遗传学重新编程造成的免疫麻痹。研究发现，长期暴露于低浓度内毒素会产生内毒素耐受的巨噬细胞，这种巨噬细胞能够产生低水平促炎因子和高水平的抗炎因子（例如减少 IL-1 和 IL-6 释放，减少 LPS 刺激下 TNF 的产生，并阻碍 NF-κB 易位）[21]。

此外，内毒素耐受的单核细胞具有更强的吞噬能力[22]。不仅是单核细胞和巨噬细胞，所有的免疫细胞均在继发于 TLR 刺激的内毒素耐受中发挥作用[23, 24]。这种从促炎到抗炎的转变可能是一种防止脓毒性休克过度炎症反应的保护机制。但是这种生理现象与继发感染的高风险相关[25]。

第三节　内毒素引起器官功能障碍和休克的病理生理学

内毒素在革兰氏阴性菌感染的脓毒性休克中发挥关键作用（图 2.2）。其能够激活和干扰免疫系统导致从单一器官受损到多器官功能障碍等各种临床表现。

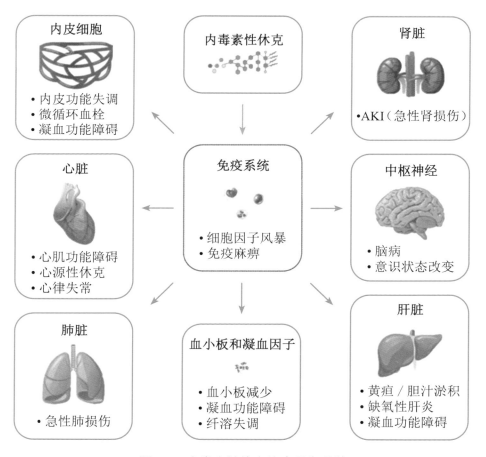

图 2.2　内毒素性休克的病理生理学

在脓毒症中，内皮被认为是一个完整的器官。内皮细胞（endothelial cells，ECs）作为"非常规"免疫细胞可以发生多种变化，协调白细胞招募和促进病原体清除。内毒素和内皮细胞的相互作用导致后者向产生细胞因子、趋化因子、促凝因子和黏附分子的表型转变[26]。内皮的这些改变旨在限制细菌的播散。但是严重和（或）持续的内皮表型改变可能会导致微循环血流受损和组织灌注不足。

内皮的通透性受黏附分子（钙黏蛋白）和紧密连接蛋白（咬合蛋白和闭合蛋白）调节。脓毒症造成的细胞因子风暴会导致这些蛋白功能紊乱，破坏糖萼并诱导内皮细胞凋亡，最终造成血管通透性增加和间质水肿。已证实 LPS 通过多种机制（如酪氨酸磷酸化、内化、内吞和溶酶体降解）破坏血管内皮（vascular endothelial，VE）钙黏蛋白。同时也有证据表示抑制钙黏蛋白的破坏可以预防内皮细胞的高通透性[27]。内皮的完整性还取决于其内层糖萼的情况。糖萼在白细胞迁移中起着重要作用。LPS 和炎症介质（TNF-α）会减少糖萼厚度，增加大分子物质渗透和白细胞黏附[28]。脓毒症期间血管张力也受到损伤[29]。血管张力的调节取决于血管收缩和舒张信号间的平衡。脓毒症时主要表现为阻力血管扩张，但有时也发现血管壁僵硬度和顺应性增加[30]。血管张力受损部分原因是 NO、前列环素和内皮素释放入血。脓毒症期间，诱导型一氧化氮合成酶（inducible NO synthetase，iNOS）表达，随后产生大量 NO。NO 除了扩张血管外，还能与超氧阴离子结合形成过氧化亚硝酸盐，从而对心血管细胞产生氧化应激作用[31]。

内皮细胞还参与凝血－纤溶系统的稳态调节[32]。脓毒症期间，凋亡的内皮细胞过度释放组织因子，同时下调组织因子途径抑制物（tissue factor pathway inhibitor，TFPI）、抗凝血酶、血栓调节蛋白和活化蛋白 C（activated protein C，APC），引起凝血酶聚集，进一步放大局部凝血和（或）弥散性血管内凝血。虽然纤溶系统也参与其中，但是缺少一些重要的反调节机制。生理条件下 APC 抑制 PAI-1，所以低水平 APC 能够激活纤溶系统，限制凝血级联反应的过度放大。人体中高水平的 PAI-1 和高病死率相关[33]。

血小板也参与内毒素介导的凝血障碍和相关微血管血流受损。虽然脓毒症患者常因血小板消耗或被 NETs 诱捕引起血小板减少，但同时也会加剧血栓形成，加重组织灌注不良。因为血小板与白细胞聚集，进一步激活已经通过多种途径被激活的内皮细胞[34]。此外，活化的血小板会促进血管内皮细胞分泌炎症介质，增强机体的促凝、促黏附和促炎症活动。更重要的是，微血管受损的脓毒症患者体内的红细胞带较低的负电荷，使得其更容易形成聚集体，并降低变形能力[35]。

内毒素对多个靶器官（如心肌细胞、Kupffer 细胞、肾脏细胞和肺泡细胞）具有直接的细胞效应。心肌抑制是脓毒性休克期间常见的临床表现，通常起初表现为可逆性心源性休克[36]。内毒素直接或间接作用于心肌细胞，引发其功能障碍。由于心脏中存在表达 TLR4 的浸润细胞和常驻细胞，而 TLR4 是 LPS 信号传导的主要受体，因此心脏易受到内毒素的损害。LPS 通过诱导心肌细胞凋亡或者激活免疫细胞释放细胞因子（IL-6 和 TNF-α）进而加剧心脏损伤[37]。事实上，内毒素性休克期间循环中的 TNF-α、IL-1β、溶菌酶 C、内皮素 -1 和活性氧似乎对心肌细胞有直接抑制作用，除了造成细胞功能障碍外，还会导致心肌壁水肿以及心肌顺应性和弹性改变。

急性肾损伤是内毒素性休克另一种常见临床表现[38]。内毒素性休克时，肾脏血流减少，造成肾脏低灌注和微循环改变。但造成肾损伤的主要原因为内毒素的直接作用刺激肾细胞产生促炎细胞因子。肾小管上皮细胞常规表达 TLR4，LPS 刺激促炎级联反应，导致肾小管转运功能受损。这种损伤会造成向致密斑输送的 NaCl 增加，促进管 - 球反馈，导致肾血流和滤过率降低，最终造成肾小管细胞凋亡[39]。

内毒素也可以诱发肺损伤。LPS 与肺泡上皮细胞 I 型（alveolar epithelial cell type I，AT I）和 II 型（AT II）之间的相互作用促进凋亡并激活炎症通路[40]。LPS 会使 AT II 产生的表面活性物质失活，导致肺泡表面张力增大，从而损害其功能。此外，促炎反应和肺毛细血管中微血栓的生成也会破坏肺泡 - 毛细血管膜，导致屏障破坏、内皮通透性增加和水肿[41]。上述这些病理改变最终导致急性肺损伤（acute lung injury，ALI）。LPS 还参与了 ALI 继发性纤维化的形成，与巨噬细胞和成纤维细胞的相互作用增加细胞因子风暴和成纤维细胞增殖，加速肺纤维化的进展[42]。

细胞因子风暴和内毒素也会影响脑细胞。然而，中枢神经系统中各类细胞之间存在着复杂的相互作用，因此很难揭示脓毒症导致脑损伤的确切机制。总之，脓毒症患者的脑损伤机制交织在一起，临床上命名为"脓毒症脑病"综合征[43]。内毒素可以通过血脑屏障（blood-brain barrier，BBB），在脓毒症继发的全身炎症期间，LPS 甚至可以直接破坏 BBB，影响其完整性[44]。LPS 通过 TRL 介导的细胞通路对小胶质细胞和星形胶质细胞进行直接损伤。内毒素血症期间还会发生细胞凋亡、自噬和氧化应激等反应。此外，LPS 还会刺激神经肽、阿黑皮素原、可卡因和苯丙胺相关转录物以及神经肽 Y 的产生[45]。

内毒素还能引起肝脏细胞发生病理改变[46]，包括肝细胞（hepatocytes，HCs）、Kupffer 细胞（Kupffer cells，KCs）、肝窦内皮细胞（liver sinusoidal endothe-lial cells，LSECs）。肝脏炎症的主要细胞因子 IL-6 水平的升高会增加急性期蛋白的产生。LPS 还会导致 KCs 产生更多其他细胞因子，如 TNF-α、IL-1β、IL-12、IL-18、ROS 和 NO[47]。IL-18 是造成肝损伤的主要原因之一，其通过分泌 IFN-γ 导致肝细胞凋亡。此外，TNF-α 的主要作用之一是招募中性粒细胞，进一步损伤肝细胞。NO 的产生也参与了对 HCs 和 LSECs 的损伤[48]。LSECs 产生的内皮素 -1（endothelin-1，ET-1）是一种强烈的血管收缩剂，内毒素的刺激导致 ET-1 产生增加。ET-1 反过来又会影响 TNF-α、IL-1 和 IL-6 的表达以及 NF-κB 的激活，并诱导单核细胞和巨噬细胞合成 TNF-α[49]。ET-1 似乎是内毒素性休克患者预后不良的早期预测因子[50]。

第四节　结论

内毒素性休克是细菌感染期间由革兰氏阴性菌细胞壁的组成成分 LPS 在机体内扩散引起的临床表现。内毒素性休克的病理生理学非常复杂，涉及免疫系统激活失调，引起大量促炎介质释放，形成"细胞因子风暴"。

细胞机制涉及 LPS 与多种类型细胞表达的 TRL4 结合，触发炎症介质基因转录的细胞途径。内毒素刺激后产生的全身性炎症可以对局部和全身造成危害，导致休克和多器官功能衰竭。

参考文献

［1］ ZINDEL J，KUBES P. DAMPs，PAMPs，and LAMPs in immunity and sterile inflammation. Annu Rev Pathol，2020，15：493-518.

［2］ OPAL SM. The host response to endotoxin，antilipopolysaccharide strategies，and the management of severe sepsis. Int J Med Microbiol，2007，297（5）：365-377.

［3］ KLEIN DJ，DERZKO A，FOSTER D，et al. Daily variation in endotoxin levels is associated with increased organ failure in critically ill patients. Shock，2007，28（5）：524-529.

［4］ KAWASAKI T，KAWAI T. Toll-like receptor signaling pathways. Front Immunol，2014，5：461.

［5］ ILIEV DB，ROACH JC，MACKENZIE S，et al. Endotoxin recognition：in fish or not in fish? FEBS Lett，2005，579（29）：6519-6528.

［6］ TSUKAMOTO H，TAKEUCHI S，KUBOTA K，et al. Lipopolysaccharide（LPS）-binding protein stimulates CD14-dependent toll-like receptor 4 internalization and LPS-induced TBK1-IKKε-IRF3 axis activation. J Biol Chem，2018，293（26）：10186-10201.

［7］ SHIMAZU R，AKASHI S，OGATA H，et al. MD-2，a molecule that confers lipopolysaccharide responsiveness on toll-like receptor 4. J Exp Med，1999，189（11）：1777-1782.

［8］ BUCHHOLZ BM，BILLIAR TR，BAUER AJ. Dominant role of the MyD88-dependent signaling pathway in mediating early endotoxin-induced murine ileus. Am J Physiol Gastrointest Liver Physiol，2010，299（2）：G531-538.

[9] KAWAI T，AKIRA S. The roles of TLRs，RLRs and NLRs in pathogen recognition. Int Immunol，2009，21(4)：317-337.

[10] JIANG Z，GEORGEL P，DU X，et al. CD14 is required for MyD88-independent LPS signaling. Nat Immunol，2005，6(6)：565-570.

[11] YAMAMOTO M，SATO S，HEMMI H，et al. Role of adaptor TRIF in the MyD88-independent toll-like receptor signaling pathway. Science，2003，301(5633)：640-643.

[12] KARNATI HK，PASUPULETI SR，KANDI R，et al. TLR-4 signalling pathway：MyD88 independent pathway up-regulation in chicken breeds upon LPS treatment. Vet Res Commun，2015，39(1)：73-78.

[13] SINGER M，DEUTSCHMAN CS，SEYMOUR CW，et al. The third international consensus definitions for sepsis and septic shock (Sepsis-3). JAMA，2016，315(8)：801-810.

[14] JAFFER U，WADE RG，GOURLAY T. Cytokines in the systemic inflammatory response syndrome：a review. HSR Proc Intensive Care Cardiovasc Anesth，2010，2：161-175.

[15] WIERSINGA WJ，LEOPOLD SJ，CRANENDONK DR，et al. Host innate immune responses to sepsis. Virulence，2014，5(1)：36-44.

[16] COLÓN DF，WANDERLEY CW，FRANCHIN M，et al. Neutrophil extracellular traps (NETs) exacerbate severity of infant sepsis. Crit Care，2019，23(1)：113.

[17] DENNING NL，AZIZ M，GURIEN SD，et al. DAMPs and NETs in sepsis. Front Immunol，2019，10：2536.

[18] ENGELMANN B，MASSBERG S. Thrombosis as an intravascular effector of innate immunity. Nat Rev Immunol，2013，13(1)：34-45.

[19] LEVI M，VAN DER POLL T. Coagulation and sepsis. Thromb Res，2017，149：38-44.

[20] CAVAILLON JM，ADRIE C，FITTING C，et al. Endotoxin tolerance：is there a clinical relevance? J Endotoxin Res，2003，9(2)：101-107.

[21] WEST MA，HEAGY W. Endotoxin tolerance：a review. Crit Care Med，2002，30(1 Sup-

pl)：S64-73.

[22] DEL FRESNO C，GARCÍA-RIO F，GÓMEZ-PIÑA V，et al. Potent phagocytic activity with impaired antigen presentation identifying lipopolysaccharide-tolerant human monocytes：demonstration in isolated monocytes from cystic fibrosis patients. J Immunol，2009，182(10)：6494-6507.

[23] BISWAS SK，LOPEZ-COLLAZO E. Endotoxin tolerance：new mechanisms，molecules，and clinical significance. Trends Immunol，2009，30(10)：475-487.

[24] DELANO MJ，WARD PA. The immune system's role in sepsis progression，resolution，and long-term outcome. Immunol Rev，2016，274(1)：330-353.

[25] LÓPEZ-COLLAZO E，DEL FRESNO C. Pathophysiology of endotoxin tolerance：mechanisms and clinical consequences. Crit Care，2013，17(6)：242.

[26] INCE C，MAYEUX PR，NGUYEN T，et al. The endothelium in sepsis. Shock，2016，45(3)：259-270.

[27] CHAN YH，HARITH HH，ISRAF DA，et al. Differential regulation of LPS-mediated VE-cadherin disruption in human endothelial cells and the underlying signaling pathways：a mini review. Front Cell Dev Biol，2019，7：280.

[28] OKADA H，TAKEMURA G，SUZUKI K，et al. Three-dimensional ultrastructure of capillary endothelial glycocalyx under normal and experimental endotoxemic conditions. Crit Care，2017，21(1)：261.

[29] HERSHEY JC，BOND RF. Endotoxin induces metabolic dysregulation of vascular tone. Am J Phys，1993，265(1 Pt 2)：H108-H113.

[30] VLACHOPOULOS C，DIMA I，AZNAOURIDIS K，et al. Acute systemic inflammation increases arterial stiffness and decreases wave reflections in healthy individuals. Circulation，2005，112：2193-2200.

[31] JOFFRE J，HELLMAN J，INCE C，et al. Endothelial responses in sepsis. Am J Respir

Crit Care Med，2020，202(3)：361-370.

[32] SCHOUTEN M，WIERSINGA WJ，LEVI M，et al. Inflammation，endothelium，and coagulation in sepsis. J Leukoc Biol，2008，83(3)：536-545.

[33] MADOIWA S，NUNOMIYA S，ONO T，et al. Plasminogen activator inhibitor 1 promotes a poor prognosis in sepsis-induced disseminated intravascular coagulation. Int J Hematol，2006，84(5)：398-405.

[34] SORIANO AO，JY W，CHIRINOS JA，et al. Levels of endothelial and platelet micropar-ticles and their interactions with leukocytes negatively correlate with organ dysfunction and predict mortality in severe sepsis. Crit Care Med，2005，33(11)：2540-2546.

[35] BATEMAN RM，SHARPE MD，SINGER M，et al. The effect of sepsis on the erythro-cyte. Int J Mol Sci，2017，18(9)：1932.

[36] L'HEUREUX M，STERNBERG M，BRATH L，et al. Sepsis-induced cardiomyopathy：a comprehensive review. CurrCardiol Rep，2020，22(5)：35.

[37] VIRZÌ GM，CLEMENTI A，BROCCA A，et al. Endotoxin effects on cardiac and renal functions and cardiorenal syndromes. Blood Purif，2017，44(4)：314-326.

[38] MORRELL ED，KELLUM JA，PASTOR-SOLER NM，et al. Septic acute kidney injury：molecular mechanisms and the importance of stratification and targeting therapy. Crit Care，2014，18(5)：501.

[39] EL-ACHKAR TM，HUANG X，PLOTKIN Z，et al. Sepsis induces changes in the ex-pression and distribution of toll-like receptor 4 in the rat kidney. Am J Physiol Renal Physi-ol，2006，290(5)：F1034-1043.

[40] WONG MH，JOHNSON MD. Differential response of primary alveolar type I and type II cells to LPS stimulation. PLoS One，2013，8(1)：e55545.

[41] LIVINGSTONE SA，WILDI KS，DALTON HJ，et al. Coagulation dysfunction in acute respiratory distress syndrome and its potential impact in inflammatory subphenotypes. Front

Med（Lausanne），2021，8：723217.

[42] NOVA Z，SKOVIEROVA H，CALKOVSKA A. Alveolar-capillary membrane-related pulmonary cells as a target in endotoxin-induced acute lung injury. Int J Mol Sci，2019，20（4）：831.

[43] PENG X，LUO Z，HE S，et al. Blood-brain barrier disruption by lipopolysaccharide and sepsis-associated encephalopathy. Front Cell Infect Microbiol，2021，11：768108.

[44] CATARINA AV，BRANCHINI G，BETTONI L，et al. Sepsis-associated encephalopathy：from pathophysiology to progress in experimental studies. Mol Neurobiol，2021，58（6）：2770-2779.

[45] GU M，MEI XL，ZHAO YN. Sepsis and cerebral dysfunction：BBB damage，neuroinflammation，oxidative stress，apoptosis and autophagy as key mediators and the potential therapeutic approaches. Neurotox Res，2021，39（2）：489-503.

[46] WOŹNICA EA，INGLOT M，WOŹNICA RK，et al. Liver dysfunction in sepsis. Adv Clin Exp Med，2018，27（4）：547-551.

[47] WANG D，YIN Y，YAO Y. Advances in sepsis-associated liver dysfunction. Burns Trauma，2014，2：97-105.

[48] BOEHME MW，GALLE P，STREMMEL W. Kinetics of thrombomodulin release and endothelial cell injury by neutrophil-derived proteases and oxygen radicals. Immunology，2002，107（3）：340-349.

[49] HELSET E，SILDNES T，SELJELID R，et al. Endothelin-1 stimulates human monocytes in vitro to release TNF-alpha，IL-1beta and IL-6. MediatInflamm，1993，2（6）：417-422.

[50] HARA K，YAMAGAMI K，NISHINO N，et al. Measurement of levels of plasma endothelin-1 and serum nitrate anion in patients with sepsis. RinshoByori，1998，46（3）：265-270.

第三章　内毒素性休克的宿主防御

Salvatore Lucio Cutuli，Gabriele Pintaudi，
Melania Cesarano，Gennaro De Pascale

刘瑞婷　译　姚立农　校

第一节　引言

内毒素性休克是机体对内毒素的反应失调引起的多器官功能障碍[1]，并可能需要多种器官支持治疗[2]。内毒素通过先天免疫系统激活炎症反应以保护机体免受内毒素威胁，然而过度的内毒素暴露可能会引发失调的高炎症反应，导致脓毒症、内毒素性休克和相关并发症。目前关于内毒素诱导的免疫抑制（即"内毒素耐受"）作为宿主抵御内毒素性休克机制的证据较少。

在本章中，我们将介绍"内毒素耐受"的概念并阐明其发生机制、临床表现以及与患者临床结局的关系。

第二节　内毒素耐受

健康人群中，少量内毒素可能以 3pg/mL 的浓度存在于血液；而患有慢性疾病、持续炎症及微生物菌群失调的患者中，内毒素的浓度为 1~100pg/mL[3]。内毒素偶尔会从肠道等革兰氏阴性菌生理性定植的器官释放入血，不会对机体造成影响[4]。然而，当内毒素负荷（> 10ng/mL）超过机体清除能力时就会触发免疫活化，并可能诱发威胁生命的失调的高炎症反应[5]。同时内毒素的重复暴露也可能诱导免疫抑制，被称为"内毒素耐受"。这一概念最早由 Beason 在 1946 年报道[6]，随后在动物模型和感染患者的研究中得到证实[7]。当免疫系统暴露于特定威胁后，机体出现全身炎症反应综合征（systemic inflammatory response syndrome，SIRS）和代偿性抗炎反应综合征（compensatory anti-inflammatory response syndrome，CARS）[8]。内毒素耐受可被视为 CARS 的一个特定亚组。研究认为内毒素耐受是机体在内毒素作用下发生的一种表观遗传修饰变化，导致基因表达的改变[9]。由于大多数关于内毒素耐受的研究都是在单核细胞上进行的，因此，尚不清楚内毒素耐受是对炎症风暴发挥保护作用还是感染加重的并发症、导致更严重的后果[8, 10]。

第三节　内毒素耐受的分子通路

内毒素通过与脂多糖结合蛋白（LBP）结合进入血液，通过与细胞膜上 TLR4、CD14 和 MD2 相互作用激活免疫细胞应答[11]。内毒素通过 TLR4 的激活引发特定炎症反应，包括：①转录因子 NF-κB 通过 MyD88 适配体诱导促炎因子 TNF-α、IL-1β、IL-6 和 IL-12β 的转录。这条通路介导了对内毒素暴露的短期免疫应答；②转录因子 IRF3 和 STAT1 通过 TRIF 适配体诱导 IFN-β 和干扰素诱导基因（如 CCL5 和 CXCL10）的转录。这条通路介导了对内毒素暴露的长期免疫应答（图 3.1）[12]。

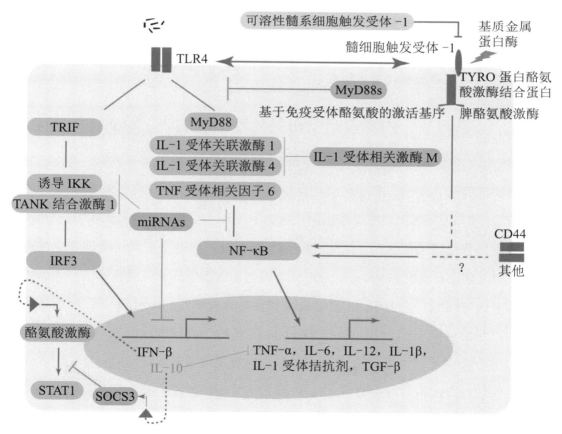

图 3.1　内毒素耐受的分子通路[12]

虽然大多数研究都描述了内毒素耐受与 MyD88 依赖性信号级联缺陷之间的关联[13]，但最近的证据发现 TRIF 途径是造成内毒素耐受的决定因素[14, 15]。具体而言，内毒素耐受被视为基因重编程模型，通过组蛋白去乙酰化或甲基化抑制促炎症基因表达，以及组蛋白乙酰化或去甲基化上调抗菌基因[16-18]，最终导致炎症风暴减少，而抗菌防御能力显著增强。这一过程可能涉及 TLR 通路的负调控因子，如白细胞介素 -1 受体相关激酶 -M（interleukin-1 receptor-associated kinase-M，IRAK-M）、丝裂原活化蛋白激酶磷酸酶 -1（MAP kinase phosphatase-1，MKP-1）、FLN29、ST2 以及 microRNA[19-23]。此外，一些证据支持存在"异质耐受"或"对内毒素交叉耐受"，意味着该状态可能是由接触与内毒素无关的 TLR 配体（如革兰氏阳性菌[24]）、损伤相关分子模式[25]（DAMPs）或慢性炎症[26]而引起。进一步的研究发现将内毒素耐受的单核细胞暴露于诱导这些细胞产生"免疫训练"的分子（如 β-葡聚糖[27]）时可以逆转内毒素耐受。

第四节　内毒素耐受相关免疫细胞的表型修饰

与健康个体的单核细胞相比，耐受内毒素的单核细胞表现为下调编码炎性细胞因子（如 TNF-α、IL-6、IL-1α、IL-1β 和 IL-12）、趋化因子[28-31]和抗原呈递通路的基因[17, 32]，同时上调抗炎细胞因子（如 IL-10、TGF-β 和 IL-1RA[29, 32, 33]）、清道夫受体和抗菌的基因[16, 17, 34]（表 3.1）。此外，内毒素耐受可能涉及中性粒细胞和树突状细胞（dendritic cell，DC）等其他骨髓源性细胞。具体而言，耐受内毒素的中性粒细胞表现为 TLR4 表达减少和吞噬时氧爆发功能受损[35]；耐受内毒素的树突状细胞则表现为 IL-12、TNF-α 和 IL-6 的合成减少，但 IL-10 的合成和内吞作用增强[36, 37]。此外，在非免疫细胞中也发现内毒素耐受，如内皮细胞表现为低活性且对白细胞黏附不敏感[38]。内毒素耐受还可能影响细胞代谢，使细胞从高能量的糖解向低能量的脂解转变[9]。

表 3.1 内毒素耐受相关的细胞表型特征

细胞／组织	表型特征
单核细胞	↓免疫激活，↑免疫抑制，↓抗原呈递，↑清道夫受体，↑抗菌活性
树突状细胞	↓免疫激活，↑免疫抑制，↓病原识别，↓抗原呈递
内皮细胞	↓白细胞黏附

第五节 内毒素耐受的临床意义

总的来说，细胞表型修饰相关的内毒素耐受在体内表现出的炎症能力减弱、抗炎因子上调有助于避免内毒素性休克，同时增强的吞噬能力能够有效清除细菌，但抗原呈递能力受损可能会减弱适应性免疫应答，使宿主面临感染并发症的风险[18]。尽管内毒素耐受作为宿主抵御内毒素性休克的机制已被强力证实，但其对患者临床结局的影响仍然未知。

此外，内毒素耐受还能在非感染性疾病，如囊性纤维化或急性冠脉综合征的发病机制中起到一定作用。研究发现囊性纤维化患者的循环单核细胞具有高吞噬能力和弱抗原呈递能力[17, 39]，类似于内毒素耐受的状态。此外，心肌梗死患者也有类似的特征，这可能代表一种由心肌损伤释放的 DAMPs 引起的内毒素异质耐受状态[12, 40]。然而，这些发现的临床意义仍然未知，需要进一步研究。

第六节 结论

内毒素耐受是宿主对内毒素性休克的重要防御机制。然而，内毒素耐受的病理生理学和对临床远期结局的影响尚不清楚。此外，这种情况可能由各种刺激引发，且可能影响感染性和非感染性疾病的病理生理学。因此，需要进一步探讨这个话题，以便更好地认识这种情况并提供潜在治疗工具来改善患者的临床结局。

参考文献

[1] WECHSLER H. Endotoxin shock. JAMA, 1964, 190: 847-848.

[2] EVANS L, RHODES A, ALHAZZANI W, et al. Surviving sepsis campaign: international guidelines for management of sepsis and septic shock 2021. Intensive Care Med, 2021, 47(11): 1181-1247.

[3] MORRIS M, GILLIAM E, LI L. Innate immune programing by endotoxin and its pathological consequences. Front Immunol, 2015, 5: 680.

[4] LIU D, CAO S, ZHOU Y, et al. Recent advances in endotoxin tolerance. J Cell Biochem, 2019, 120(1): 56-70.

[5] MANCO M, PUTIGNANI L, BOTTAZZO G. Gut microbiota, lipopolysaccharides, and innate immunity in the pathogenesis of obesity and cardiovascular risk. Endocr Rev, 2010, 31(6): 817-844.

[6] BEESON P. Development of tolerance to typhoid bacterial pyrogen and its abolition by reticuloendothelial blockade. Proc Soc Exp Biol Med, 1946, 61: 248-250.

[7] CAVAILLON J, ADRIE C, FITTING C, et al. Endotoxin tolerance: is there a clinical relevance? J Endotoxin Res, 2003, 9(2): 101-107.

[8] HOTCHKISS R, MONNERET G, PAYEN D. Sepsis-induced immunosuppression: from cellular dysfunctions to immunotherapy. Nat Rev Immunol, 2013, 13(12): 862-874.

[9] BINNIE A, TSANG J, HU P, et al. Epigenetics of sepsis. Crit Care Med, 2020, 48(5): 745-756.

[10] WATSON D, KIM Y. Modification of host responses to bacterial endotoxins. I. Specificity of pyrogenic tolerance and the role of hypersensitivity in pyrogenicity, lethality, and skin reactivity. J Exp Med, 1963, 118(3): 425-446.

[11] PARK B, LEE J. Recognition of lipopolysaccharide pattern by TLR4 complexes. Exp Mol

Med，2013，45(12)：e66.

[12] LÓPEZ-COLLAZO E，FRESNO C. Pathophysiology of endotoxin tolerance：mechanisms and clinical consequences. Crit Care，2013，17(6)：242.

[13] BISWAS S，TERGAONKAR V. Myeloid differentiation factor 88-independent toll-like receptor pathway：sustaining inflammation or promoting tolerance? Int J Biochem Cell Biol，2007，39(9)：1582-1592.

[14] YAMAMOTO M，SATO S，HEMMI H，et al. Role of adaptor TRIF in the MyD88-independent toll-like receptor signaling pathway. Science，2003，301(5633)：640-643.

[15] WEIGHARDT H，KAISER-MOORE S，SCHLAUTKÖTTER S，et al. Type I IFN modulates host defense and late hyperinflammation in septic peritonitis. J Immunol，2006，177(8)：5623-5630.

[16] FOSTER S，HARGREAVES D，MEDZHITOV R. Gene-specific control of inflammation by TLR-induced chromatin modifications. Nature，2007，447(7147)：972-978.

[17] FRESNO C，GARCÍA-RIO F，GÓMEZ-PIÑA V，et al. Potent phagocytic activity with impaired antigen presentation identifying lipopolysaccharide-tolerant human monocytes：demonstration in isolated monocytes from cystic fibrosis patients. J Immunol，2009，182(10)：6494-6507.

[18] BISWAS S，LOPEZ-COLLAZO E. Endotoxin tolerance：new mechanisms，molecules and clinical significance. Trends Immunol，2009，30(10)：475-487.

[19] LIEW F，XU D，BRINT E，et al. Negative regulation of toll-like receptor-mediated immune responses. Nat Rev Immunol，2005，5(6)：446-458.

[20] LÓPEZ-COLLAZO E，FUENTES-PRIOR P，ARNALICH F，et al. Pathophysiology of interleukin-1 receptor-associated kinase-M：implications in refractory state. CurrOpin Infect Dis，2006，19(3)：237-244.

[21] MASHIMA R，SAEKI K，AKI D，et al. FLN29，a novel interferon- and LPS-induci-

ble gene acting as a negative regulator of toll-like receptor signaling. J Biol Chem，2005，280（50）：41289-41297.

[22] NIMAH M，ZHAO B，DENENBERG A，et al. Contribution of MKP-1 regulation of p38 to endotoxin tolerance. Shock，2005，23（1）：80-87.

[23] HAO S，BALTIMORE D. The stability of mRNA influences the temporal order of the induction of genes encoding inflammatory molecules. Nat Immunol，2009，10（3）：281-288.

[24] ADIB-CONQUY M，CAVAILLON J. Compensatory anti-inflammatory response syndrome. ThrombHaemost，2009，101（1）：36-47.

[25] KWON A，QIU Z，NAGAHAMA H，et al. Fibronectin suppresses apoptosis and protects mice from endotoxic shock. Transplant Proc，2004，36（8）：2432-2435.

[26] DOBROVOLSKAIA M，MEDVEDEV A，THOMAS K，et al. Induction of in vitro reprogramming by toll-like receptor（TLR）2 and TLR4 agonists in murine macrophages：effects of TLR "homotolerance" versus "heterotolerance" on NF-kappa B signaling pathway components. J Immunol，2003，170（1）：508-519.

[27] NOVAKOVIC B，HABIBI E，WANG S，et al. β-Glucan reverses the epigenetic state of LPS-induced immunological tolerance. Cell，2016，167（5）：1354-1368.e14.

[28] MONNERET G，VENET F，PACHOT A，et al. Monitoring immune dysfunctions in the septic patient：a new skin for the old ceremony. Mol Med，2008，14（1-2）：64-78.

[29] DRAISMA A，PICKKERS P，BOUW M，et al. Development of endotoxin tolerance in humans in vivo. Crit Care Med，2009，37（4）：1261-1267.

[30] MUNOZ C，CARLET J，FITTING C，et al. Dysregulation of in vitro cytokine production by monocytes during sepsis. J Clin Invest，1991，88（5）：1747-1754.

[31] MUNOZ C，MISSET B，FITTING C，et al. Dissociation between plasma and monocyte-associated cytokines during sepsis. Eur J Immunol，1991，21（9）：2177-2184.

［32］MONNERET G，FINCK M，VENET F，et al. The anti-inflammatory response dominates after septic shock：association of low monocyte HLA-DR expression and high interleukin-10 concentration. Immunol Lett，2004，95（2）：193-198.

［33］CAVAILLON J，ADRIE C，FITTING C，et al. Reprogramming of circulatory cells in sepsis and SIRS. J Endotoxin Res，2005，11（5）：311-320.

［34］MAGES J，DIETRICH H，LANG R. A genome-wide analysis of LPS tolerance in macrophages. Immunobiology，2007，212（9-10）：723-737.

［35］PARKER L，JONES E，PRINCE L，et al. Endotoxin tolerance induces selective alterations in neutrophil function. J Leukoc Biol，2005，78（6）：1301-1305.

［36］SHARABI A，ALDRICH M，SOSIC D，et al. Twist-2 controls myeloid lineage development and function. PLoS Biol，2008，6（12）：e316.

［37］ALBRECHT V，HOFER T，FOXWELL B，et al. Tolerance induced via TLR2 and TLR4 in human dendritic cells：role of IRAK-1. BMC Immunol，2008，9：69.

［38］OGAWA H，RAFIEE P，HEIDEMANN J，et al. Mechanisms of endotoxin tolerance in human intestinal microvascular endothelial cells. J Immunol，2003，170（12）：5956-5964.

［39］FRESNO C，GÓMEZ-PIÑA V，LORES V，et al. Monocytes from cystic fibrosis patients are locked in an LPS tolerance state：down-regulation of TREM-1 as putative underlying mechanism. PLoS One，2008，3（7）：e2667.

［40］HANSSON G. Inflammation，atherosclerosis，and coronary artery disease. N Engl J Med，2005，352（16）：1685-1695.

第四章　内毒素和器官的相互作用

Ahsina Jahan Lopa，Saurabh Debnath，
Erika Paola Plata-Menchaca，Ricard Ferrer

刘瑞婷　译　姚立农　校

第一节　引言

虽然人类在理论和技术方面做出了巨大的努力，脓毒症和脓毒性休克仍然是全球重症监护室（intensive care unit，ICU）发病和死亡的主要病因[1, 2]。研究内毒素在触发各器官系统复杂的下行效应中所起的作用是解决问题的关键，因为它们彼此相互联系。脓毒症管理的目标旨在通过给予有效抗菌药物并控制感染源来逆转、支持、稳定和维持全身性变化。治疗脓毒症的目标主要是清除潜在的致病微生物以及治疗相关脏器损伤。

随着多重耐药菌出现和抗生素研发渠道的枯竭，人类和病原体的斗争到达关键阶段，同时器官支持干预和减轻器官损伤的探索也存在限制和障碍。这不禁让人想起一句印度谚语：“马已经跑了才关上门”。脓毒症的病理生理通路和内毒素的作用介于这两种情况之间。脓毒症是一个错综复杂、相互关联的过程，涉及宿主的生理生化过程。目前对所有这些介质及其在发病机制中作用的认识仍在不断深入。

第二节　内毒素血症

Sepsis-3 将脓毒症定义为一种由于机体对感染的免疫失调导致的危及生命的器官功能障碍[3]。该定义指出，感染或简单的病原体入侵不是脓毒症。当发生感染时，先天性免疫会被激活；当反复接触同一病原体时，就会产生适应性免疫或获得性免疫。然而，所有这些防御机制都需要控制和调节。当自然免疫过程失调时就会发生脓毒症。免疫失调开始的确切时间仍然未知。脓毒症相关的抗感染框架包含正常的生理过程和反馈环路。这些过程的失控会导致危及生命的器官功能障碍（图 4.1）。脓毒症的主要诱因是内毒素。

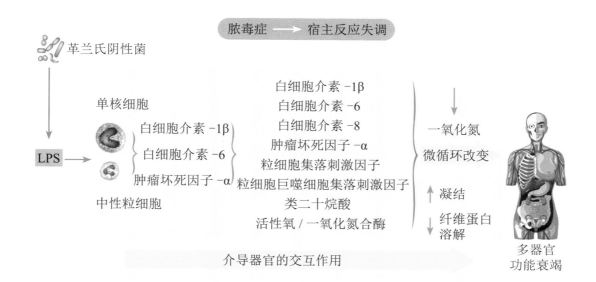

图 4.1 免疫失调导致多器官功能障碍

LPS 是存在于革兰氏阴性菌外膜上的一组糖脂类物质，由极性脂头基（脂质 A）和重复双糖链两部分组成[4]。LPS 的大多数生物效应是通过脂质 A 实现的[5]，其中重复寡糖 O 抗原的存在与否会影响效应程度[6, 7]。LPS 结合特定的 LBP[8, 9]，LPS-LBP 复合物能够激活单核细胞、巨噬细胞和其他细胞上的 CD14/TLR4 复合物，从而触发炎症介质的产生[10-12]。LPS 是革兰氏阴性菌引发脓毒症的关键介质。全身给药 LPS 是最早用于模拟细菌性脓毒症后果的方法之一。脓毒症研究的一个重大突破是认识到 LPS 和革兰氏阴性菌及 CD14/TLR4/MD2 复合物等细胞受体之间的相互作用。免疫激活[13]和免疫抑制[14]在脓毒症中都起着核心作用。有趣的是，免疫学以外的机制也参与脓毒症的发生和进展，如内皮激活、凝血功能障碍、葡萄糖和蛋白质代谢改变等[15]。

LPS 是革兰氏阴性菌外膜不可或缺的组成部分[16]。在宿主体内，它们作为模式识别分子（或病原体相关分子模式，PAMPs）在起始阶段负责激活先天性免疫应答[17]。内毒素的双重效应使其既能作为"警报分子"，向宿主提示细菌入侵内环境，又能作为促炎和抗炎级联反应的"触发分子"，从而实现有效平衡炎症反应，并清除病原体感染。由于未知原因，在某些情况下会出现宿主反应失调，可能导致多器官功能障碍甚至死亡[18]。内毒素血症对肺脏、心脏、肝脏、肾脏、肠道、大脑和免疫系统等产生直接或间接影响（图 4.2，表 4.1）。

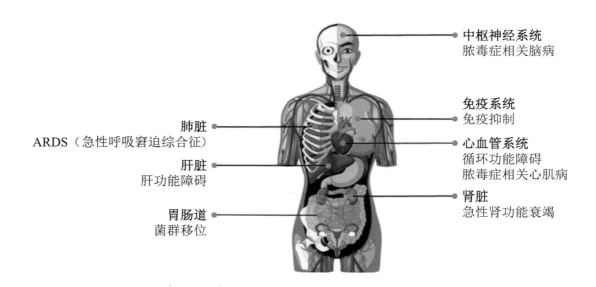

图 4.2　内毒素引起器官损伤的临床结局

表 4.1　内毒素诱发器官功能障碍的机制和特征

内毒素相关器官损伤	机制和特征
心脏损伤（循环障碍）	左右心室功能障碍（心肌抑制因子如 IL-1、TNF-α）；血管扩张；血管通透性增加；微循环障碍
急性肾损伤	肾小管损伤和空泡形成（DAMPs/PAMPs 诱导 TLR4 通路，肾小管周围和肾小球的异常血流）；肾小管 S1 和 S3 段上皮细胞的氧化应激；肾灌注减少、正常或增多
急性呼吸窘迫综合征	内皮屏障障碍（通透性增加，细胞外基质结构破坏）；刺激肺泡 II 型上皮细胞和巨噬细胞；死腔和分流增加
脑损伤	急性/长期认知障碍；特异性区域损伤（神经递质功能障碍，神经组织的炎症和缺血如神经毒性、血脑屏障障碍、脑组织代谢障碍、血管异常、脑灌注改变）；小胶质细胞功能障碍（小胶质细胞活化，去突触化，释放促炎和抗炎细胞因子）；脑微生物群的可能作用
免疫抑制	先天性免疫功能障碍（细胞凋亡，吞噬作用）；内毒素耐受（单核细胞和巨噬细胞的基因重编程，IL-10、IL-1 增多以及 IRAK-M 活化，TREM-1 表达下降，microRNAs）

第三节　脓毒症相关心肌病

脓毒症可能由于各种原因导致心功能异常。虽然"脓毒症诱发的心肌病（sepsis-induced cardiomyopathy，SIC）"通常是指脓毒症引起的左室收缩功能障碍，但由于心室之间存在相互依赖，因此两个心室都可能出现功能障碍。左室收缩力下降与后负荷变化无关[19]。

心脏功能在脓毒症的不同阶段发生不同的变化。在第一阶段，相对低血容量（血容量分布失调）、绝对低血容量和充盈压降低导致低流量状态，反射性引起心输出量增加，增强组织器官灌注。在第二阶段，心脏表现为高动力状态，其特点是高心输出量和低全身血管阻力。大多数情况下，这两个阶段不会发生明显的心肌抑制。在最后一个阶段，心脏出现明显的功能障碍。因此，许多患者无法维持足够的心输出量，导致进行性代谢性酸中毒、多器官衰竭和死亡[20]。

但是，上述模型可能过于简单。Parker 等认为这些阶段是重叠发生的[21]。他们的研究发现半数以上的患者在脓毒性休克发生后的 24 小时内出现左室收缩功能障碍。在之前的研究中，Suffredini 等就发现健康志愿者注射内毒素后肺毛细血管楔压和左室舒张末期容积指数比值显著下降。此外，他们还观察到容量负荷后左室舒张末期容积适度增加，并且肺毛细血管楔压低于对照组[22]。Landesberg 等对 262 例严重脓毒症或脓毒性休克患者进行大规模系列研究，发现这些患者二尖瓣环舒张期速度（e' 波）低于 8cm/s，提示左室舒张功能障碍[23]。在另一项研究中，Bou-hemad 等发现无论是否存在左室收缩功能障碍，左室舒张功能障碍的发生率约为 40%[24]。经肺热稀释法和经食道超声心动图可早期识别脓毒症引起的右室收缩功能障碍和（或）伴有左室功能障碍[25, 26]。

脓毒症和脓毒性休克期间存在多种炎性介质的释放。心肌抑制因子如 IL-1、TNF-α 和内毒素在循环中增加，导致血管扩张、左室射血分数下降、左室扩张、血管收缩和心室顺应性异常。此外，白细胞聚集增加，引起微血栓和血管内皮细胞功能障碍，最终效应取决于与反作用之间的平衡[27]。上述表现具有人群异质性。Danner 等指出内毒素在影响心肌功能方面起着至关重要的作用[28]。Hobai 等发现成年大鼠心室肌细胞长期暴露于 LPS 和炎症细胞因子的混合物中会抑制细胞收缩能力。该效应是通过抑制 L 型钙通道上 Ca^{2+} 的流入来介导，部分也通过抑制 Na^+/Ca^{2+} 交换的反作用来实现[29]。

脓毒症诱发的心肌病是脓毒症相关的严重情况，其本质和病理生理学尚未完全了解。细菌 LPS 及其识别分子（如 TLR 和 MDs）的相互作用在脓毒症心肌病发生的机制中起着核心作用。

第四节　脓毒症相关急性肾损伤

脓毒症是引起急性肾损伤（AKI）的主要原因之一[30]。经典假说认为脓毒症引起肾灌注减少和肾实质缺血导致了 AKI。但是，仅极少部分心搏骤停的患者（热缺血的自然模型）会发生 AKI[31]。最近有研究表明，即使没有肾脏低灌注或"热缺血"现象，在肾血流量正常甚至增加的情况下也可能发生脓毒症相关 AKI[32]。在没有休克或者血流动力学不稳定的非高危人群也可能发生脓毒症相关 AKI。体外研究表明，将人类上皮肾小管细胞暴露于脓毒症患者的血浆中，可使该细胞重现脓毒症诱导的 AKI 的特征[33]。

脓毒症引起的急性肾损伤表现为肾小球滤过率（glomerular filtration rate，GFR）显著下降和不同程度的肾小管功能障碍。组织学特征是存在非特异性、斑片状的肾小管细胞空泡化区域，并且几乎没有细胞凋亡或坏死[34]。其病因可能涉及多种同时发生的机制，包括炎症反应、肾小管周围和肾小球微血流改变、线粒体质量控制过程的刺激以及细胞周期停滞[35]。

在脓毒症期间，循环中的损伤相关分子模式（DAMPs）和病原体相关分子模式（PAMPs）作为免疫系统的信号分子，提醒并激活宿主对感染做出反应。上皮细胞和实质细胞通过其模式识别受体（PRRs），如 TLR、NOD 样受体和视黄酸诱导基因 I（RIG-I）样受体，也能识别 DAMPs 和 PAMPs[36]。人体内约 21% 的血液经过肾脏，即每分钟有 120~150mL 血液进入肾小管过滤。这一过程使肾脏处于接触上述介质的前线位置。DAMPs 和 PAMPs 也可出现在肾外组织，通过肾小球滤过或靠近肾小管周围毛细血管而进入肾小管[35, 37]。脓毒症诱导 TLR4 全肾性表达[38]，肾小管上皮细胞通过 TLR4 和 TLR2 依赖性途径主动识别 DAMPs/PAMPs[39]。虽然所有肾单位都可能接触这些介质，但只有斑片状肾小管细胞会因这些"危险信号"而出现症状[40]。肾小管出现这种斑片状外观可部分归因为区域性微血管功能障碍导致血流分布不均。Kalackeche 等已证实在近曲小管 S1 段发生 TLR4 依赖性 LPS 的识别。LPS 与 TLR4 在肾小管上皮细胞中结合后，通过内吞而被内化，并在相邻 S2 和 S3 肾小管（不在 S1 段）引起上皮细胞氧化爆发[39]。内毒素可通过肾脏过滤，并通过 TLR4 依赖性机制被 S1 近曲小管内吞。内毒素与 S1 肾小管之间的相互作用可能导致下游肾小管的氧化应激和损伤[41]。

脓毒症相关 AKI 的病理生理学尚未完全明确。内毒素介导的肾小管损伤与微血管功能障碍与局部或整体肾灌注不足相结合，可以解释一些观察到的病理生理变化。管-球反馈和其他未知机制也可能在脓毒症相关 AKI 中发挥作用。

第五节　急性呼吸窘迫综合征

肺泡内皮屏障功能紊乱是脓毒症患者的早期突出事件，导致急性呼吸窘迫综合征（acute respiratory distress syndrome，ARDS）。LPS 导致内皮细胞变形，在内皮或上皮细胞形成间隙，从而增加内皮和上皮的通透性。肺泡 II 型细胞和巨噬细胞上的 TLR 的激活诱导趋化因子分泌，导致液体渗漏并在肺间质和受损肺泡内积聚。因此，脓毒症诱发的 ARDS 的特征是肺部不均匀的死腔和分流增加[42]，临床表现为低氧血症和高碳酸血症。炎性渗出物占据肺泡，导致肺容积减少。促炎细胞因子释放会加剧中性粒细胞炎症、内皮屏障功能障碍，以及增加血管通透性。因此，内毒素介导的损伤途径会激活其他促炎途径，并在恶性循环中引发更多炎症反应[43]。LPS 诱导肺组织细胞外基质结构发生变化，增加血管通透性引起肺水肿[44]。Bowler 表明对 10 名健康志愿者进行 LPS 肺内注射会引起蛋白表达发生明显改变。这表明 LPS 诱导的肺损伤是多因素的，上皮屏障完整性的丧失只是其中主要原因之一[45]。

目前对 LPS 诱导的肺损伤的了解有限。整个过程涉及一系列非均质的模式以及不同分子和相互依存的途径之间复杂的交互作用。

第六节　脓毒症相关脑病

脓毒症和危重疾病可能导致急性或长期的神经认知障碍。脓毒症相关脑病（sepsis-associated encephalopathy，SAE）的临床表现从谵妄到昏迷不等[46]。谵妄是 SAE 的一种急性表现形式，是预测 ICU 病死率、机械通气时间、ICU 住院时间以及 ICU 存活患者短期和长期认知功能障碍的独立危险因素[47]。SAE 是一个多因素过程，在非中枢神经系统感染时，由全身炎症引起的弥漫性脑功能障碍。尽管 SAE 常常被漏诊，但它仍是脓毒症的一个重要表现，在 ICU 中的发病率超过 70%。SAE 的特征性表现为意识状态改变[48]。SAE 患者往往住院时间更长，且认知和功能状况更差[49, 50]。

SAE 的病理生理学十分复杂，可能涉及神经递质功能障碍、脑部炎症和缺血性损伤、小胶质细胞激活以及血脑屏障功能障碍[51]。动物和人体模型已证明，神经炎症、血管变化和代谢紊乱可以导致神经组织损伤[46]。这些机制在大脑中不均质，引起区域特异性损伤，主要涉及自主、觉醒、意识和行为的中心。这也解释了脓毒性脑病从谵妄到昏迷的临床表现[52]。

小胶质细胞是大脑主要先天性免疫吞噬细胞。它们通过不同的表面受体与外周免疫系统相互作用，特别是通过细胞因子连接，感知 DAMPs 和 PAMPs[53]。当小胶质细胞受到循环内毒素或 TLR 途径的刺激，就会发生形态学、免疫学和代谢上的变化。形态学变化的特征是小胶质细胞突起缩短、脱氨化，转变为阿米巴状吞噬细胞；免疫学变化包括释放促炎细胞因子（如干扰素 γ、TNF-α）和抗炎因子或免疫调节细胞因子（如 IL-4、IL-10）。通常认为促炎表型与神经毒性有关，而抗炎表型可能具有神经保护作用[53]。内毒素通过不同途径引发小胶质细胞活化，导致神经元活化和功能障碍。

对动物和人类的脓毒症研究一致认为，在没有任何已知的脑部感染时，小胶质细胞会被激活[54-57]。这一概念最近受到挑战，因为在非脑部感染动物和人体内发现了细菌基因组成分和活体细菌[58]。虽然健康人体大脑是无菌的，但危重患者体内可能出现不同的情况[59]。SAE 是脓毒症的重要并发症，其病理生理学复杂且受多因素影响。涉及的机制包括缺血、自我调节紊乱、脑灌注不足、炎症介质和免疫调节剂、血脑屏障损伤以及神经递质或神经毒性物质的释放等。内毒素在整个过程中发挥着重要作用。

第七节　免疫抑制

脓毒症涉及促炎和抗炎之间复杂的相互作用。这两种机制的平衡通常决定了临床表现和结局。最初，宿主是高炎症状态，随后逐渐演变为更持久的免疫抑制状态[34, 60, 61]。然而，最近的研究表明，尽管表现为休克、发热和高代谢的高炎症状态，但脓毒症早期会同时出现促炎和抗炎反应[62-64]。

1991 年观察到脓毒症患者血液在体外受到 LPS 刺激后细胞因子反应发生改变，如肿瘤坏死因子（TNF）、IL-1 和 IL-6 减少，表明先天免疫发生改变[65]。1997 年首次提出代偿性抗炎反应综合征（CARS），该理论假设脓毒症中存在一种抗炎或补偿性免疫反应。随后，有报道称 IFN-γ 治疗对脓毒症患者具有有益的免疫刺激作用[66]。21 世纪初，研究认为损伤后的最初生理反应包括促炎阶段，随后与导致免疫抑制状态的代偿性抗炎反应相关联[62]，其中涉及的机制多种多样。细胞凋亡是导致脓毒症诱发免疫抑制的重要因素[67, 68]。将动物长期暴露于 LPS 或注射亚致死剂量的 LPS 可诱导一种耐受状态，从而重编程炎症反应。这种状态的特点是，在体外和体内受到内毒素或其他炎症刺激后，炎症细胞因子的产生减少[69]。体外实验发现大多数髓系细胞在初次接触 LPS 后就会丧失对 LPS 的反应能力。这种现象被称为内毒素耐受（endotoxin tolerance，ET），是一种重要的生物学现象，也是脓毒症免疫抑制的主要机制[70]。ET 是一种保护机制，当细胞暴露于高浓度内毒素，通过重编程炎症反应导致细胞处于无法对内毒素做出反应的短暂状态。该过程促进愈合和恢复稳态，但也增加了继发感染的易感性，增加病死率。内毒素耐受的核心机制是抗炎，如上调 IL-10 表达、增加白细胞介素 -1 受体相关激酶 M（IRAK-M）的活性、下调 TREM-1 以及调节基因表达的 microRNA 的表达[71]。根据本文讨论的证据，ET 是先天性免疫系统的一种适应性反应，可保护机体免受过度炎症的伤害。ET 涉及广泛的基因重编程，支持单核细胞和巨噬细胞的功能极化，调节炎症反应，促进吞噬、组织修复和免疫调节功能。此外，ET 作为一种免疫抑制机制，也参与了不同病理情况的发生，往往会导致免疫逃逸、增加继发感染甚至死亡的风险。

第八节　结论

脓毒症由多种分子和途径相互作用引起并导致器官系统受到损害。内毒素在引发这些事件中的作用众所周知。然而，进一步理解真正相互关联的途径和器官特异性机制有助于早期干预控制这些导致器官功能障碍的复杂事件。脓毒症病理生理学的基础研究应侧重于阐明内毒素导致不可逆器官功能障碍的其他驱动机制，以及是否存在促进器官损伤的特异性机制。内毒素耐受是一个令人关注的领域，可能成为解决脓毒症晚期并发症之谜的关键。

参考文献

［1］ DOMBROVSKIY VY，MARTIN AA，SUNDERRAM J，et al. Rapid increase in hospitalization and mortality rates for severe sepsis in the United States：a trend analysis from 1993 to 2003. Crit Care Med，2007，35（5）：1244-1250.

［2］ MELAMED A，SORVILLO FJ. The burden of sepsis-associated mortality in the United States from 1999 to 2005：an analysis of multiple-cause-of-death data. Crit Care，2009，13（1）：R28.

［3］ SINGER M，DEUTSCHMAN CS，SEYMOUR CW，et al. The third international consensus definitions for sepsis and septic shock (Sepsis-3). JAMA，2016，315（8）：801-810.

［4］ RAETZ CR，ULEVITCH RJ，WRIGHT SD，et al. Gram-negative endotoxin：an extraordinary lipid with profound effects on eukaryotic signal transduction. FASEB J，1991，5（12）：2652-2660.

［5］ SCHROMM AB，BRANDENBURG K，LOPPNOW H，et al. Biological activities of lipopolysaccharides are determined by the shape of their lipid A portion. Eur J Biochem，2000，267（7）：2008-2013.

[6] FEIST W, ULMER AJ, MUSEHOLD J, et al. Induction of tumor necrosis factor-alpha release by lipopolysaccharide and defined lipopolysaccharide partial structures. Immunobiology, 1989, 179(4-5): 293-307.

[7] KELLY NM, YOUNG L, CROSS AS. Differential induction of tumor necrosis factor by bacteria expressing rough and smooth lipopolysaccharide phenotypes. Infect Immun, 1991, 59(12): 4491-4496.

[8] MARTIN TR, MATHISON JC, TOBIAS PS, et al. Lipopolysaccharide binding protein enhances the responsiveness of alveolar macrophages to bacterial lipopolysaccharide. Implications for cytokine production in normal and injured lungs. J Clin Invest, 1992, 90(6): 2209-2219.

[9] TOBIAS PS, SOLDAU K, ULEVITCH RJ. Isolation of a lipopolysaccharide-binding acute phase reactant from rabbit serum. J Exp Med, 1986, 164(3): 777-793.

[10] WRIGHT SD, RAMOS RA, TOBIAS PS, et al. CD14, a receptor for complexes of lipopolysaccharide (LPS) and LPS binding protein. Science, 1990, 249(4975): 1431-1433.

[11] YANG RB, MARK MR, GRAY A, et al. Toll-like receptor-2 mediates lipopolysaccharide-induced cellular signaling. Nature, 1998, 395(6699): 284-288.

[12] TAPPING RI, AKASHI S, MIYAKE K, et al. Toll-like receptor 4, but not toll-like receptor 2, is a signaling receptor for Escherichia and Salmonella lipopolysaccharides. J Immunol, 2000, 165(10): 5780-5787.

[13] DELANO MJ, WARD PA. The immune system's role in sepsis progression, resolution, and long-term outcome. Immunol Rev, 2016, 274(1): 330-353.

[14] BOOMER JS, TO K, CHANG KC, et al. Immunosuppression in patients who die of sepsis and multiple organ failure. JAMA, 2011, 306(23): 2594-2605.

[15] LELIGDOWICZ A, MATTHAY MA. Heterogeneity in sepsis: new biological evidence

with clinical applications. Crit Care，2019，23（1）：80.

[16] ULEVITCH RJ，TOBIAS PS. Recognition of gram-negative bacteria and endotoxin by the innate immune system. Curr Opin Immunol，1999，11（1）：19-22.

[17] RIETSCHEL ET，BRADE H，HOLST O，et al. Bacterial endotoxin：chemical constitution，biological recognition，host response，and immunological detoxification. Curr Top Microbiol Immunol，1996，216：39-81.

[18] OPAL SM. The host response to endotoxin，antilipopolysaccharide strategies，and the management of severe sepsis. Int J Med Microbiol，2007，297（5）：365-377.

[19] BARRAUD D，FAIVRE V，DAMY T，et al. Levosimendan restores both systolic and diastolic cardiac performance in lipopolysaccharide-treated rabbits：comparison with dobutamine and milrinone. Crit Care Med，2007，35（5）：1376-1382.

[20] HESS ML，HASTILLO A，GREENFIELD LJ. Spectrum of cardiovascular function during gram-negative sepsis. Prog Cardiovasc Dis，1981，23（4）：279-298.

[21] PARKER MM，SHELHAMER JH，BACHARACH SL，et al. Profound but reversible myocardial depression in patients with septic shock. Ann Intern Med，1984，100（4）：483-490.

[22] SUFFREDINI AF，FROMM RE，PARKER MM，et al. The cardiovascular response of normal humans to the administration of endotoxin. N Engl J Med，1989，321（5）：280-287.

[23] LANDESBERG G，GILON D，MEROZ Y，et al. Diastolic dysfunction and mortality in severe sepsis and septic shock. Eur Heart J，2012，33（7）：895-903.

[24] BOUHEMAD B，NICOLAS-ROBIN A，ARBELOT C，et al. Isolated and reversible impairment of ventricular relaxation in patients with septic shock. Crit Care Med，2008，36（3）：766-774.

[25] VINCENT JL，REUSE C，FRANK N，et al. Right ventricular dysfunction in septic

shock: assessment by measurements of right ventricular ejection fraction using the ther-modilution technique. Acta Anaesthesiol Scand, 1989, 33(1): 34-38.

[26] VIEILLARD BARON A, SCHMITT JM, BEAUCHET A, et al. Early preload adaptation in septic shock? A transesophageal echocardiographic study. Anesthesiology, 2001, 94(3): 400-406.

[27] PARRILLO JE. The cardiovascular pathophysiology of sepsis. Annu Rev Med, 1989, 40: 469-485.

[28] DANNER RL, ELIN RJ, HOSSEINI JM, et al. Endotoxemia in human septic shock. Chest, 1991, 99(1): 169-175.

[29] HOBAI IA, MORSE JC, SIWIK DA, et al. Lipopolysaccharide and cytokines inhibit rat cardiomyocyte contractility in vitro. J Surg Res, 2015, 193(2): 888-901.

[30] UCHINO S, KELLUM JA, BELLOMO R, et al. Acute renal failure in critically ill pa-tients: a multinational, multicenter study. JAMA, 2005, 294(7): 813-818.

[31] CHUA HR, GLASSFORD N, BELLOMO R. Acute kidney injury after cardiac arrest. Re-suscitation, 2012, 83(6): 721-727.

[32] MURUGAN R, KARAJALA-SUBRAMANYAM V, LEE M, et al. Acute kidney injury in non-severe pneumonia is associated with an increased immune response and lower surviv-al. Kidney Int, 2010, 77(6): 527-535.

[33] MARIANO F, CANTALUPPI V, STELLA M, et al. Circulating plasma factors induce tubular and glomerular alterations in septic burns patients. Crit Care, 2008, 12(2): R42.

[34] HOTCHKISS RS, KARL IE. The pathophysiology and treatment of sepsis. N Engl J Med, 2003, 348(2): 138-150.

[35] GOMEZ H, INCE C, DE BACKER D, et al. A unified theory of sepsis-induced acute kidney injury: inflammation, microcirculatory dysfunction, bioenergetics, and the tubu-lar cell adaptation to injury. Shock, 2014, 41(1): 3-11.

[36] FRY DE. Sepsis，systemic inflammatory response，and multiple organ dysfunction: the mystery continues. Am Surg，2012，78(1)：1-8.

[37] EL-ACHKAR TM，HOSEIN M，DAGHER PC. Pathways of renal injury in systemic gram-negative sepsis. Eur J Clin Investig，2008，38(Suppl 2)：39-44.

[38] EL-ACHKAR TM，HUANG X，PLOTKIN Z，et al. Sepsis induces changes in the expression and distribution of toll-like receptor 4 in the rat kidney. Am J Physiol Renal Physiol，2006，290(5)：F1034-1043.

[39] KALAKECHE R，HATO T，RHODES G，et al. Endotoxin uptake by S1 proximal tubular segment causes oxidative stress in the downstream S2 segment. J Am Soc Nephrol，2011，22(8)：1505-1516.

[40] WU L，GOKDEN N，MAYEUX PR. Evidence for the role of reactive nitrogen species in polymicrobial sepsis-induced renal peritubular capillary dysfunction and tubular injury. J Am Soc Nephrol，2007，18(6)：1807-1815.

[41] GOOD DW，GEORGE T，WATTS BA 3RD. Lipopolysaccharide directly alters renal tubule transport through distinct TLR4-dependent pathways in basolateral and apical membranes. Am J Physiol Renal Physiol，2009，297(4)：F866-874.

[42] MATTHAY MA，ZEMANS RL，ZIMMERMAN GA，et al. Acute respiratory distress syndrome. Nat Rev Dis Primers，2019，5(1)：18.

[43] WARE LB，MATTHAY MA. The acute respiratory distress syndrome. N Engl J Med，2000，342(18)：1334-1349.

[44] MAMMOTO A，MAMMOTO T，KANAPATHIPILLAI M，et al. Control of lung vascular permeability and endotoxin-induced pulmonary oedema by changes in extracellular matrix mechanics. Nat Commun，2013，4：1759.

[45] BOWLER RP，REISDORPH N，REISDORPH R，et al. Alterations in the human lung proteome with lipopolysaccharide. BMC Pulm Med，2009，9：20.

[46] MAZERAUD A，PASCAL Q，VERDONK F，et al. Neuroanatomy and physiology of brain dysfunction in sepsis. Clin Chest Med，2016，37(2)：333-345.

[47] TURON M，FERNÁNDEZ-GONZALO S，DE HARO C，et al. Mechanisms involved in brain dysfunction in mechanically ventilated critically ill patients：implications and therapeutics. Ann Transl Med，2018，6(2)：30.

[48] SEYMOUR CW，LIU VX，IWASHYNA TJ，et al. Assessment of clinical criteria for sepsis：for the third international consensus definitions for sepsis and septic shock (Sepsis-3). JAMA，2016，315(8)：762-774.

[49] WOLTERS AE，SLOOTER AJ，VAN DER KOOI AW，et al. Cognitive impairment after intensive care unit admission：a systematic review. Intensive Care Med，2013，39(3)：376-386.

[50] GUERRA C，LINDE-ZWIRBLE WT，WUNSCH H. Risk factors for dementia after critical illness in elderly Medicare beneficiaries. Crit Care，2012，16(6)：R233.

[51] MAZERAUD A，RIGHY C，BOUCHEREAU E，et al. Septic-associated encephalopathy：a comprehensive review. Neurotherapeutics，2020，17(2)：392-403.

[52] CUNNINGHAM C，MACLULLICH AM. At the extreme end of the psychoneuroimmunological spectrum：delirium as a maladaptive sickness behaviour response. Brain Behav Immun，2013，28：1-13.

[53] WOLF SA，BODDEKE HW，KETTENMANN H. Microglia in physiology and disease. Annu Rev Physiol，2017，79：619-643.

[54] MICHELS M，SONAI B，DAL-PIZZOL F. Polarization of microglia and its role in bacterial sepsis. J Neuroimmunol，2017，303：90-98.

[55] HOOGLAND IC，HOUBOLT C，VAN WESTERLOO DJ，et al. Systemic inflammation and microglial activation：systematic review of animal experiments. J Neuroinflammation，2015，12：114.

[56] LEMSTRA AW，GROEN IN'TWOUD JC，HOOZEMANS JJ，et al. Microglia activation in sepsis：a case-control study. J Neuroinflammation，2007，4：4.

[57] ZRZAVY T，HÖFTBERGER R，BERGER T，et al. Pro-inflammatory activation of microglia in the brain of patients with sepsis. Neuropathol Appl Neurobiol，2019，45(3)：278-290.

[58] SINGER BH，DICKSON RP，DENSTAEDT SJ，et al. Bacterial dissemination to the brain in sepsis. Am J Respir Crit Care Med，2018，197(6)：747-756.

[59] MAZERAUD A，BOZZA FA，SHARSHAR T. Sepsis-associated encephalopathy is septic. Am J Respir Crit Care Med，2018，197(6)：698-699.

[60] HOTCHKISS RS，MONNERET G，PAYEN D. Immunosuppression in sepsis：a novel understanding of the disorder and a new therapeutic approach. Lancet Infect Dis，2013，13(3)：260-268.

[61] HOTCHKISS RS，OPAL S. Immunotherapy for sepsis-a new approach against an ancient foe. N Engl J Med，2010，363(1)：87-89.

[62] MUNFORD RS，PUGIN J. Normal responses to injury prevent systemic inflammation and can be immunosuppressive. Am J Respir Crit Care Med，2001，163(2)：316-321.

[63] XIAO W，MINDRINOS MN，SEOK J，et al. A genomic storm in critically injured humans. J Exp Med，2011，208(13)：2581-2590.

[64] STEARNS-KUROSAWA DJ，OSUCHOWSKI MF，VALENTINE C，et al. The pathogenesis of sepsis. Annu Rev Pathol，2011，6：19-48.

[65] MUNOZ C，CARLET J，FITTING C，et al. Dysregulation of in vitro cytokine production by monocytes during sepsis. J Clin Invest，1991，88(5)：1747-1754.

[66] DÖCKE WD，RANDOW F，SYRBE U，et al. Monocyte deactivation in septic patients：restoration by IFN-gamma treatment. Nat Med，1997，3(6)：678-681.

[67] HOTCHKISS RS，SWANSON PE，FREEMAN BD，et al. Apoptotic cell death in patients

with sepsis, shock, and multiple organ dysfunction. Crit Care Med, 1999, 27(7): 1230-1251.

[68] HOTCHKISS RS, SCHMIEG RE JR, SWANSON PE, et al. Rapid onset of intestinal epithelial and lymphocyte apoptotic cell death in patients with trauma and shock. Crit Care Med, 2000, 28(9): 3207-3217.

[69] SEELEY JJ, GHOSH S. Molecular mechanisms of innate memory and tolerance to LPS. J Leukoc Biol, 2017, 101(1): 107-119.

[70] BISWAS SK, LOPEZ-COLLAZO E. Endotoxin tolerance: new mechanisms, molecules and clinical significance. Trends Immunol, 2009, 30(10): 475-487.

[71] BISWAS SK, SHALOVA IN. Endotoxin tolerance as a key mechanism for immunosuppression. In: Kapur S, Portela MB, editors. Immunosuppression-role in health and diseases. London: IntechOpen, 2012.

第五章　内毒素检测

Massimo de Cal，Grazia Maria Virzì

刘瑞婷　译　姚立农　校

第一节　引言

革兰氏阴性菌脓毒症是住院患者尤其是重症患者最严重的并发症之一。尽管在临床研究和分子生物学方面取得了重要进展，但与脓毒症相关的发病率和病死率仍然居高不下[1]。自从 19 世纪首次揭示内毒素，LPS 作为一种革兰氏阴性菌细胞壁内毒素参与脓毒症发病机制以来，LPS 一直备受关注[2]。少量 LPS 会刺激免疫系统引发强烈的抗感染反应；而大量 LPS 可能会引起致命的脓毒性休克。LPS 可加速细胞的生物合成，激活细胞内凋亡机制，诱导炎症通路激活并释放肿瘤坏死因子 -α（TNF-α）、白细胞介素 -6（IL-6）和白细胞介素 -18（IL-18）等促炎因子以及其他具有生物活性的代谢产物，造成器官损伤和脓毒性休克。不同种类的细菌会产生不同形式的 LPS，每种类型的 LPS 都具有不同的毒性。

革兰氏阴性菌的外膜具有不对称结构：细胞质内膜由磷脂组成，而外层含有大量的 LPS。75% 的革兰氏阴性菌的表面由特定的 LPS 组成。外膜与内膜之间的空间被定义为周质空间。LPS 是一种大分子糖脂（10~20ku），由三个基因、结构和抗原性均不同的结构域组成，一是脂质 A（一个疏水性膜）、二是核心寡糖（一条带有多个磷酰取代基的糖残基短链）、三是 O 抗原（一个由寡糖重复单元组成的血清特异性聚合物）[3, 4]。

脂质 A 在不同物种中高度保守，由磷酰化的 N- 乙酰葡糖胺二聚体组成，附着 6~7 个饱和脂肪酸。一般来说，一些脂肪酸附着在 N- 乙酰葡糖胺二聚体上，而另一些则酯化成 3 个脂肪酸。脂质 A 链在不同细菌间具有结构多样性，差异主要体现在酰基链的数量和长度上，此外，磷酸盐基团位置可能会有其他取代基团。脂质 A 是 LPS 的生物活性域：它能引发毒性作用，并能在体内和体外发挥各种作用。事实上，脂质 A 在革兰氏阴性菌和内毒素诱导的先天性免疫刺激中发挥着重要作用[3, 5]。

寡糖部分是 LPS 非常重要的结构。它由两个不同的部分组成，与其免疫原性相关的亲水多糖链和 O 抗原的周期性重复的亲水性寡糖单元（线性或支链）。O 抗原的重复组分在免疫化学上变异极大，决定了 O 抗原具有许多的特异血清型。在某些细菌中，O 抗原可提高细菌在细胞内的存活率；在另一些细菌中，O 抗原可保护其免受氧化应激，防止被宿主的上皮细胞吞噬；在其他物种中，O 抗原可能有助于细菌的运动。无论哪种情况，O 抗原多糖的免疫原性都会通过特定的抗体介导引起强烈的免疫反应[3]。

　　LPS 有两种不同的存在形式。第一种形式是"粗糙"LPS，只包括脂质 A 和核心亚基；第二种形式是"光滑"LPS，包括所有单元（具有 O 抗原）。由于其化学和结构特征，LPS 具有很好的热稳定性，对氧化压力和氧化分子有很强的抵抗能力。LPS 必须从产生它的细胞内部转移到外膜和细菌表面。其中涉及一个特定的运输通路，该通路包含七种不同蛋白质形成的复合物。这种蛋白质复合物帮助 LPS 穿过周质空间到达外膜。具体来说，β- 管膜蛋白可将 LPS 运送到外膜的小叶，之后细菌壁脱落和细菌溶解将 LPS 释放到宿主血液循环，最后内毒素与宿主 TLR4 结合。TLR4 具有一个大的、富含亮氨酸的胞外结构域、一个跨膜区和一个短的细胞质尾部。TLR4 存在于中性粒细胞、单核细胞和巨噬细胞等多种细胞表面。TLR4 与共受体 MD2 形成异二聚体，构成 LPS 常见识别模式。大量 LPS 会引发免疫系统过度激活，引发炎症反应和广泛的器官损伤（如脓毒症）[4, 6]。因此对来自不同细菌的 LPS 进行识别、测定、定量和监测非常重要，而这些工作都是由 LPS 受体和辅助蛋白完成。在辅助蛋白中，CD14 的作用非常重要（CD14 在可溶性 LBP 的存在下与 LPS 结合），通常用于间接检测 LPS。

第二节　内毒素检测

　　鉴于检测内毒素的重要性，近年来进行了大量研究寻找分析内毒素的方法和设备。目前，市面上已有简单、快速、高灵敏度和特异性的内毒素检测试剂。

一、兔热原检测法

美国食品和药物管理局首批的方法是将测试溶液注入兔子体内，然后测量兔子的体温[7]。该方法既昂贵也有时间窗。

二、LAL 检测法

LAL（鲎阿米巴样细胞裂解物）检测法因简单易行成为内毒素最常用的检测方法之一。当接触 LPS 时，鲎血液中的阿米巴样细胞会在蛋白酶级联反应后形成凝块。具体来说，LPS 会诱导蛋白酶级联，激活凝血酶原向凝血素转化[8, 9]。将 LAL 与待分析样本一起孵育，若样本存在 LPS 就会发生凝胶化，反之亦然。

各种商业 LPS 检测试剂盒都是基于 LAL 凝胶分析法，即 LAL 凝胶在暴露于一定量的 LPS 后会形成凝块。近年来，新技术的应用（如显色法[10]、浊度法[11]或黏度法[12]）增强了 LAL 检测效能。LAL 是一种易于操作且价格低廉的检测方法，但是一些因素可能会影响该方法的检测灵敏度，例如真菌、藻类和酵母菌存在的 $\beta-（1，3）-d-$ 葡聚糖可能会干扰凝血级联反应而影响 LAL 的检测结果[13]。

三、生物传感器

近年来，人们一直在努力寻找基于内毒素亲和性成分来检测 LPS 浓度的可靠方法。目前已经开发出了一些效果较好的传感器检测 LPS。

生物传感器主要由两部分组成：生物识别元件和信号元件。前者用于识别目标分子，后者用于将生物识别转化为可以物理测量的信号。

生物传感器是能够检测目标分析物是否存在的设备[7]。生物传感器使用方便、快速、灵敏度高，对特定分子具有高度选择性。生物传感器产生的可测量信号与目标分子及其变化的浓度成正比。通常，生物传感器基于传感元件与目标之间的生物相互作用，因此目标分子必须具备一些影响生物传感器选择性的特性。生物传感器的类型很多,可分为电化学传感器[7]、磁弹性传感器[14]和石英晶体微天平传感器[3]。上述类型传感器都被用于生物标志物的检测。

生物传感器对医学发展具有重要贡献。特别是近年来,人们开发了不同类型的基于蛋白质、肽以及对 LPS 具有亲和性的合成底物的生物传感器,通过电化学或光学生物传感来检测 LPS。这些生物传感器虽然有助于识别 LPS 及其浓度,但也可能与其他分子发生交叉结合,导致信号丧失。此外,这些类型的生物传感器检测成本较高,检测方法复杂[7]。

目前,基于抗体的生物传感器是该领域的革命性诊断工具。抗体传感器为识别各种病原体及其相关毒素提供了灵敏、快速的分析方法。抗体传感器具有抗体与目标分子之间高特异性和强亲和力的特点[15]。对 LPS 检测而言,基于抗体的生物传感器优于基于蛋白质的生物传感器。特别是,抗体传感器可以通过化学发光技术测定 LPS 水平。遗憾的是,这类生物传感器仍然昂贵且耗时较长[7]。

四、适配体

适配体是抗体的替代品,可作为分析仪器中的生物识别元件。适配体通过分子互补、静电作用或氢键形成三维结构,并与目标分子结合[7, 16]。适配体具有体积小、稳定性高、结合亲和力高、特异性强及易于修饰等特点,非常适合作为生物传感器的识别分子。与基于抗体、蛋白质或酶的生物传感器相比,基于适配体的生物传感器化学性质更加稳定,更易于修饰和合成[17, 18],特别是具有电化学传感器的适配体能够灵敏、选择性地识别 LPS[3]。已经开发的几种快速、简便的检测 LPS 的商业技术都很昂贵。目前还可以通过多种技术的组合来分析和检测生物样本中的 LPS。例如,通过反相高效液相色谱法(high performance liquid chromatography,HPLC)测定 LPS 浓度,并通过质谱法(mass spectrometry,MS)或 MS 联合 LAL 测试法进行定量检测[19]。这种联合方法虽然复杂且昂贵,但能获得极佳的检测结果。

五、内毒素活性测定法

EAA 活性测定法是一种可以在几分钟内检测内毒素血症的快速检测方法。EAA 是一种基于单克隆抗体识别内毒素，并通过化学发光检测内毒素抗体与内毒素的复合物引起的中性粒细胞氧化爆发来测定 LPS 活性[20]。这种方法能够准确地测定患者全血中内毒素的含量。

当然，新数据和新方法的探索有望为检测 LPS 开辟新选择。这一目标将是未来几年的研究重点。在此期间，单独或联合应用目前的技术可以帮助临床医生分析和确定患者体内的 LPS 水平，并制订合适的方案来降低内毒素水平。

参考文献

[1] RIEDEMANN NC，GUO RF，WARD PA. The enigma of sepsis. J Clin Invest，2003，112(4)：460-467.

[2] IANARO A，TERSIGNI M，D'ACQUISTO F. New insight in LPS antagonist. Mini Rev Med Chem，2009，9(3)：306-317.

[3] SONDHI P，MARUF MHU，STINE KJ. Nanomaterials for biosensing lipopolysaccharide. Biosensors (Basel)，2019，10(1)：2.

[4] WANG X，QUINN PJ. Lipopolysaccharide：biosynthetic pathway and structure modification. Prog Lipid Res，2010，49(2)：97-107.

[5] NISHIZAWA K. Low-grade endotoxemia，diet，and gut microbiota-an emphasis on the early events leading to dysfunction of the intestinal epithelial barrier. Biomed Res Clin Pract，2016，1：46-57.

[6] TAVENER SA，Long EM，Robbins SM，et al. Immune cell Toll-like receptor 4 is required for cardiac myocyte impairment during endotoxemia. Circ Res，2004，95(7)：700-

707.

［7］ SU W，DING X. Methods of endotoxin detection. J Lab Autom，2015，20（4）：354-364.

［8］ COOPER JF，LEVIN J，WAGNER HN JR. Quantitative comparison of in vitro and in vivo methods for the detection of endotoxin. J Lab Clin Med，1971，78（1）：138-148.

［9］ MUTA T，ODA T，IWANAGA S. Horseshoe crab coagulation factor B. A unique serine protease zymogen activated by cleavage of an Ile-Ile bond. J Biol Chem，1993，268（28）：21384-21388.

［10］ NACHUM R，BERZOFSKY RN. Chromogenic Limulus amoebocyte lysate assay for rapid detection of gram-negative bacteriuria. J Clin Microbiol，1985，21（5）：759-763.

［11］ NOVITSKY TJ，ROSLANSKY PF. Quantification of endotoxin inhibition in serum and plasma using a turbidimetric LAL assay. Prog Clin Biol Res，1985，189：181-196.

［12］ SAKTI SP，LUCKLUM R，HAUPTMANN P，et al. Disposable TSM-biosensor based on viscosity changes of the contacting medium. BiosensBioelectron，2001，16（9-12）：1101-1108.

［13］ SEKI N，MUTA T，ODA T，et al. Horseshoe crab (1,3)-beta-D-glucan-sensitive co-agulation factor G. A serine protease zymogen heterodimer with similarities to beta-glu-can-binding proteins. J Biol Chem，1994，269（2）：1370-1374.

［14］ GUNTUPALLI R，HU J，LAKSHMANAN RS，et al. A magnetoelastic resonance bio-sensor immobilized with polyclonal antibody for the detection of Salmonella typhimurium. BiosensBioelectron，2007，22（7）：1474-1479.

［15］ YANG M，KOSTOV Y，BRUCK HA，et al. Carbon nanotubes with enhanced chemilu-minescence immunoassay for CCD-based detection of Staphylococcal enterotoxin B in food. Anal Chem，2008，80（22）：8532-8537.

［16］ HERMANN T，PATEL DJ. Adaptive recognition by nucleic acid aptamers. Science，2000，287（5454）：820-825.

[17] XU Y，CHENG G，HE P，et al. A review：electrochemical aptasensors with various detection strategies. Electroanalysis，2009，21：1251-1259.

[18] DRUMMOND TG，HILL MG，BARTON JK. Electrochemical DNA sensors. Nat Biotechnol，2003，21(10)：1192-1199.

[19] PAIS DE BARROS JP，GAUTIER T，SALI W，et al. Quantitative lipopolysaccharide analysis using HPLC/MS/MS and its combination with the limulus amebocyte lysate assay. J Lipid Res，2015，56(7)：1363-1369.

[20] IKEDA T，KAMOHARA H，SUDA S，et al. Comparative evaluation of endotoxin activity level and various biomarkers for infection and outcome of ICU-Admitted patients. Biomedicines，2019，7(3)：47.

第六章 内毒素血症的临床管理：抗生素

Salvatore Lucio Cutuli，Veronica Gennenzi，Joel Vargas，Gennaro De Pascale

杨 丹 刘瑞婷 译 姚立农 校

第一节　引言

内毒素血症通常是由革兰氏阴性菌感染引起[1]，这些细菌是危重症患者中最常见的病原体[2]。在这种情况下，充分的抗菌治疗对减少病原体负荷至关重要，可以减轻炎症功能障碍和组织损伤，从而显著改善患者预后[3]。然而，患者和病原体的特异性可能会限制这种干预措施的有效性。在本章中将讨论脓毒症患者接受充分抗生素治疗的重要性，并概述革兰氏阴性菌感染患者抗菌治疗的最新证据。

第二节　脓毒性休克抗生素的治疗时机和剂量

早期给予充分的抗菌治疗能够有效改善脓毒症患者的预后[4-6]。多项研究指出充分抗菌治疗的时机和病死率具有直接关联[6-8]。《2021 年脓毒症和脓毒性休克管理指南》强烈建议在脓毒性休克确诊后 1 小时内给予抗菌药物，对高度怀疑脓毒症的患者应在 3 小时内给予抗菌药物。相反，对脓毒症或脓毒性休克可能性较低的患者应推迟使用抗菌药物，以防止过敏或超敏反应、肾损伤、血小板减少、艰难梭菌感染和细菌耐药性等潜在危害[3]。因此，强烈建议建立抗菌药物管理制度[9, 10]，该制度应考虑病原体的流行病学、疑似感染源和患者的特征。此外，还应考虑药物的药代动力学（pharmacokinetics，PK）特征以及药效学（pharmacodynamics，PD）（即病原体对抗菌药物的敏感谱），以便优化抗菌治疗并及时实施降阶梯治疗[11]。然而，仅有 65% 的重症感染患者微生物培养结果呈阳性，其中以革兰氏阴性菌为主[2]。因此人们更关注能够快速确定病原体的分子检测手段，缩短不恰当抗生素使用时间[12]。

第三节　优化抗菌治疗的 PK-PD 原则

优化抗菌治疗是治疗脓毒症的关键干预措施，既能最大限度地提高治疗效果，又能限制耐药病原体的出现[13, 14]。具体而言，重症感染患者由于脓毒症引起稳态改变（器官功能障碍、内皮通透性增加导致的分布容积增大、液体过负荷、低蛋白血症）、治疗干预（如体外器官支持疗法）以及合并症等原因，往往导致抗菌药物剂量不达标[15-18]。上述情况可能会影响抗生素的药代动力学，并对传统的药物剂量提出挑战[13, 18]（图 6.1）。此外，还应根据药效动力学对抗生素剂量进行调整，以超过体外抑制病原菌生长的最低浓度（minimum concentration，MIC）。因此，优化重症患者的抗生素剂量很难实现，需要采用个体化治疗方案。

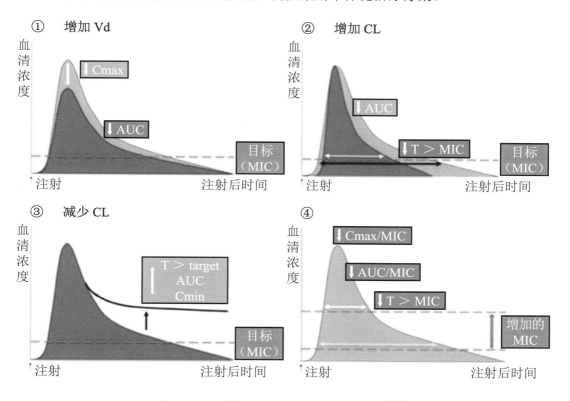

图 6.1　重症患者抗生素的 PK/PD 变化[18]

注：① Vd 增加会降低第一次给药间隔内的 Cmax（与氨基糖苷类药物有关）以及药物浓度随时间变化的 AUC（与喹诺酮类药物有关）；② CL 增加会减少 AUC 和 T > MIC（与β- 内酰胺类药物有关）；③ CL 降低会增加 AUC、T > MIC 和下次给药前的 Cmin；④病原体 MIC 的增加会降低 PD 指标（Cmax/MIC、AUC/MIC 和 T > MIC）。PK/PD 药代动力学 / 药效学；Vd 药物分布容积；Cmax 峰值浓度；AUC 曲线下面积；CL 药物清除率；T > MIC 药物浓度高于最低抑菌浓度的时间；Cmin 最低浓度；MIC 最低抑菌浓度。

目前已提出以下几种策略：①病房水平的干预措施（unit-level interventions），如延长输液时间；②基于患者肾功能或者体重的方案；③治疗药物监测（therapeutic drug monitoring，TDM）[15, 19, 20]。TDM 是在组织水平（通常是血液或支气管分泌物）监测药物浓度，有助于调整抗菌药物剂量超过病原体的 MIC、减少耐药菌株的出现以及减轻药物的毒副作用[19]。许多用于治疗革兰氏阴性菌感染的抗菌药物（如 β-内酰胺类和氨基糖苷类）都推荐使用 TDM，而多黏菌素和氟喹诺酮类等其他种类的抗菌药物则没有具体的推荐[21, 22]。

第四节　革兰氏阴性菌的新疗法

多重耐药（multi-drug resistant，MDR）的病原体对常用的广谱抗生素具有很高的 MIC 值，对上述 PK/PD 疗法的充分应用带来了挑战。最近的证据显示[2]，重症患者面临着多重耐药的革兰氏阴性菌感染的风险，如耐碳青霉烯类（carbapenem resistant，CR）或广谱 β- 内酰胺酶（extended-spectrum beta-lactamase，ESBL）肠杆菌、铜绿假单胞菌（pseudomonas aeruginosa，PA）和鲍曼不动杆菌（acinetobacter baumannii，AB）等。因此，人们投入了大量精力研究具有显著抗菌特性的新药的有效性（表 6.1），或改进治疗窗狭窄的"老药"（如多黏菌素）[24]。在前者中，头孢洛扎 / 他唑巴坦（ceftolozane/tazobactam，TOL/TAZ）是第四代头孢菌素与β- 内酰胺酶抑制剂的复合制剂，已被证明能够有效治疗肠杆菌和多重耐药的铜绿假单胞菌引起的感染。这些菌株与其他同类药物相比具有更少的 T > MIC（大约只有同类药物 30%）[25, 26]。最近的一项试验表明，TOL/TAZ 对革兰氏阴性菌引起的呼吸机相关肺炎（ventilator associated pneumonia，VAP）的疗效并不亚于美罗培南[27]。此外，头孢他啶 / 阿维巴坦（ceftazidime/avibactam，CAZ/AVI）是第三代头孢菌素与 β- 内酰胺酶抑制剂的复合制剂，已被证实能够有效治疗具有 ESBL 和 A、C 及部分 D 类（OXA 48）碳青霉烯酶的多重耐药菌引起的感染[28]。此外，美罗培南 / 维博巴坦（meropenem/vaborbactam，MER/VAB）和亚胺培南 / 瑞来巴坦

（imipenem/relebactam，IMI/REL）被证明对具有 KPC 的肠杆菌以及具有 A 类碳青霉烯酶（MER/VAB）或具有 A 类及 C 类 β- 内酰胺酶（IMI/REL）活性的多重耐药菌有效[29, 30]。此外，其他抗生素组合（如氨曲南 / 阿维巴坦）也被证明对产 β-内酰胺酶、ESBL 和 AmpC 酶的肠杆菌细菌有效[31]。

表 6.1　对革兰氏阴性菌具有显著抗菌活性的新药[23]

药物	FDA/EMA 批准治疗的感染	剂量
头孢洛扎 / 他唑巴坦	复杂腹腔感染；复杂尿路感染；呼吸机相关肺炎	1.5g（1 小时内输注），IV，每 8 小时 1 次；3g（呼吸机相关肺炎），IV，每 8 小时 1 次
头孢他啶 / 阿维巴坦	复杂腹腔感染；复杂尿路感染；呼吸机相关肺炎	2.5g（2 小时内输注），IV，每 8 小时 1 次
美罗培南 / 维博巴坦	复杂腹腔感染；复杂尿路感染；呼吸机相关肺炎；医院获得性肺炎；菌血症	4.0g（3 小时内输注），IV，每 8 小时 1 次
亚胺培南 / 瑞来巴坦	复杂尿路感染	1.25g（30 分钟内输注），IV，每 6 小时 1 次
头孢地尔	复杂尿路感染	2.0g（3 小时内输注），IV，每 8 小时 1 次

注：EMA 欧洲医药机构，FDA 美国食品药品监督管理局。

最后，新一代头孢菌素头孢地尔（cefiderocol）被证明对 KPC、NDM 等碳青霉烯酶、多重耐药的铜绿假单胞菌、鲍曼不动杆菌和嗜麦芽窄食单胞菌有效。该药已被批准用于治疗泌尿系统感染，但其对上述菌株引起的肺炎也可能具有治疗效果[32, 33]。

第五节　多黏菌素的临床应用

多黏菌素是 1947 年在日本发现的"古老"抗生素[34]，按其化学结构分为 A~E 五种，其中只有多黏菌素 B 和 E（黏菌素）用于临床治疗革兰氏阴性菌感染。

多黏菌素 B 和 E 由芽孢杆菌属产生[35]，由环状十肽分子组成，带正电荷并与脂肪酸链相连。它们能破坏 LPS，并对许多革兰氏阴性菌，如不动杆菌属、肺炎克雷伯菌、大肠埃希菌、铜绿假单胞菌和肠杆菌属等具有浓度依赖性杀菌活性。20世纪 70 年代由于多黏菌素 B 的神经毒性和肾毒性，静脉多黏菌素基本被弃用。然而，多重耐药革兰氏阴性菌的出现使得多黏菌素再次进入人们的视线。尽管抗菌谱较窄，静脉应用黏菌素仍是多重耐药菌治疗的基础。多黏菌素 B 也恢复使用，目前已被制成聚苯乙烯纤维滤芯，用于通过体外血液净化清除内毒素[36]。

第六节　结论

及时、恰当的抗生素治疗对内毒素血症/脓毒症患者至关重要。为了优化治疗并预防潜在的不良事件，抗生素治疗应遵循循证管理，应考虑到器官功能障碍的严重程度、药物的药代动力学/药效学特性以及多重耐药菌株的出现。在这种情况下，一些诊断工具和新药有助于临床医生解决这些问题，从而改善患者的临床结局。

参考文献

[1] MARSHALL J，FOSTER D，VINCENT J，et al. Diagnostic and prognostic implications of endotoxemia in critical illness：results of the MEDIC study. J Infect Dis，2004，190(3)：527-534.

[2] VINCENT J，SAKR Y，SINGER M，et al. Prevalence and outcomes of infection among patients in intensive care units in 2017. JAMA，2020，323(15)：1478-1487.

[3] EVANS L，RHODES A，ALHAZZANI W，et al. Surviving sepsis campaign：international guidelines for management of sepsis and septic shock 2021. Intensive Care Med，2021，47(11)：1181-1247.

[4] FERRER R，ARTIGAS A，SUAREZ D，et al. Effectiveness of treatments for severe sep-

sis：a prospective，multicenter，observational study. Am J Respir Crit Care Med，2009，180（9）：861-866.

［5］ KALIL A，JOHNSON D，LISCO S，et al. Early goal-directed therapy for sepsis：a novel solution for discordant survival outcomes in clinical trials. Crit Care Med，2017，45（4）：607-614.

［6］ SEYMOUR C，GESTEN F，PRESCOTT H，et al. Time to treatment and mortality during mandated emergency care for sepsis. N Engl J Med，2017，376（23）：2235-2244.

［7］ KUMAR A，ROBERTS D，WOOD K，et al. Duration of hypotension before initiation of effective antimicrobial therapy is the critical determinant of survival in human septic shock. Crit Care Med，2006，34（6）：1589-1596.

［8］ LIU V，FIELDING-SINGH V，GREENE J，et al. The timing of early antibiotics and hospital mortality in sepsis. Am J Respir Crit Care Med，2017，196（7）：856-863.

［9］ WUNDERINK R，SRINIVASAN A，BARIE P，et al. Antibiotic stewardship in the intensive care unit. An Official American Thoracic Society workshop report in collaboration with the AACN，CHEST，CDC，and SCCM. Ann Am Thorac Soc，2020，17（5）：531-540.

［10］ KOLLEF M，BASSETTI M，FRANCOIS B，et al. The intensive care medicine research agenda on multidrug-resistant bacteria，antibiotics，and stewardship. Intensive Care Med，2017，43（9）：1187-1197.

［11］ DE WAELE J，SCHOUTEN J，BEOVIC B，et al. Antimicrobial de-escalation as part of antimicrobial stewardship in intensive care：no simple answers to simple questions-a viewpoint of experts. Intensive Care Med，2020，46（2）：236-244.

［12］ POSTERARO B，CORTAZZO V，LIOTTI F，et al. Diagnosis and treatment of bacterial pneumonia in critically ill patients with COVID-19 using a multiplex PCR assay：a large Italian hospital's five-month experience. MicrobiolSpectr，2021，9（3）：e0069521.

［13］ TÄNGDÉN T，MARTÍN VR，FELTON T，et al. The role of infection models and PK/PD modelling for optimising care of critically ill patients with severe infections. Intensive Care Med，2017，43(7)：1021-1032.

[14] UDY A，ROBERTS J，LIPMAN J. Clinical implications of antibiotic pharmacokinetic principles in the critically ill. Intensive Care Med，2013，39(12)：2070-2082.

[15] ROBERTS J，ABDUL-AZIZ M，LIPMAN J，et al. Individualised antibiotic dosing for patients who are critically ill：challenges and potential solutions. Lancet Infect Dis，2014，14(6)：498-509.

[16] UDY A，ROBERTS J，BOOTS R，et al. Augmented renal clearance：implications for antibacterial dosing in the critically ill. Clin Pharmacokinet，2010，49(1)：1-16.

[17] JAMAL J，ECONOMOU C，LIPMAN J，et al. Improving antibiotic dosing in special situations in the ICU：burns，renal replacement therapy and extracorporeal membrane oxygenation. CurrOpin Crit Care，2012，18(5)：460-471.

[18] ROBERTS J，TACCONE F，LIPMAN J. Understanding PK/PD. Intensive Care Med，2016，42(11)：1797-1800.

[19] ABDUL-AZIZ M，ALFFENAAR J，BASSETTI M，et al. Antimicrobial therapeutic drug monitoring in critically ill adult patients：a position paper. Intensive Care Med，2020，46(6)：1127-1153.

[20] ROBERTS J，ROGER C，WAELE JD. Personalized antibiotic dosing for the critically ill. Intensive Care Med，2019，45(5)：715-718.

[21] ROBERTS J，PAUL S，AKOVA M，et al. DALI：defining antibiotic levels in intensive care unit patients：are current β-lactam antibiotic doses sufficient for critically ill patients? Clin Infect Dis，2014，58(8)：1072-1083.

[22] PEA F，VIALE P，COJUTTI P，et al. Dosing nomograms for attaining optimum concentrations of meropenem by continuous infusion in critically ill patients with severe gram-negative infections：a pharmacokinetics/pharmacodynamics-based approach. Antimicrob

Agents Chemother，2012，56（12）：6343-6348.

[23] ADEMBRI C，CAPPELLINI I，NOVELLI A. The role of PK/PD-based strategies to preserve new molecules against multi-drug resistant gram-negative strains. J Chemother，2020，32（5）：219-225.

[24] KARAISKOS I，LAGOU S，PONTIKIS K，et al. The "old" and the "new" antibiotics for MDR Gram-negative pathogens：for whom，when，and how. Front Public Health，2019，7：151.

[25] MOYÁ B，ZAMORANO L，JUAN C，et al. Affinity of the new cephalosporin CXA-101 to penicillin-binding proteins of Pseudomonas aeruginosa. Antimicrob Agents Chemother，2010，54（9）：3933-3937.

[26] CHO J，FIORENZA M，ESTRADA S. Ceftolozane/tazobactam：a novel cephalosporin/β-lactamase inhibitor combination. Pharmacotherapy，2015，35（7）：701-715.

[27] KOLLEF M，NOVÁČEK M，KIVISTIK Ü，et al. Ceftolozane-tazobactam versus meropenem for treatment of nosocomial pneumonia（ASPECT-NP）：a randomised，controlled，double-blind，phase 3，non-inferiority trial. Lancet Infect Dis，2019，19（12）：1299-1311.

[28] KARAISKOS I，GALANI I，SOULI M，et al. Novel β-lactam-β-lactamase inhibitor combinations：expectations for the treatment of carbapenem-resistant Gram-negative pathogens. Expert Opin Drug MetabToxicol，2019，15（2）：133-149.

[29] BURGOS R，BIAGI M，RODVOLD K，et al. Pharmacokinetic evaluation of meropenem and vaborbactam for the treatment of urinary tract infection. Expert Opin Drug MetabToxicol，2018，14（10）：1007-1021.

[30] CASTANHEIRA M，HUBAND M，MENDES R，et al. Meropenem-vaborbactam tested against contemporary Gram-negative isolates collected worldwide during 2014，including carbapenem-resistant，KPC-producing，multidrug-resistant，and extensively drug-resist-

ant enterobacteriaceae. Antimicrob Agents Chemother，2017，61（9）：e00567-17.

[31] LI H，ESTABROOK M，JACOBY G，et al. In vitro susceptibility of characterized β-lactamase-producing strains tested with avibactam combinations. Antimicrob Agents Chemother，2015，59（3）：1789-1793.

[32] ITO A，KOHIRA N，BOUCHILLON S，et al. In vitro antimicrobial activity of S-649266, a catechol-substituted siderophore cephalosporin，when tested against non-fermenting Gram-negative bacteria. J AntimicrobChemother，2016，71（3）：670-677.

[33] LASKO M，NICOLAU D. Carbapenem-resistant enterobacterales：considerations for treatment in the era of new antimicrobials and evolving enzymology. Curr Infect Dis Rep，2020，22（3）：6.

[34] STORM D，ROSENTHAL K，SWANSON P. Polymyxin and related peptide antibiotics. Annu Rev Biochem，1977，46：723-763.

[35] EVANS M，FEOLA D，RAPP R. Polymyxin B sulfate and colistin：old antibiotics for emerging multiresistant gram-negative bacteria. Ann Pharmacother，1999，33（9）：960-967.

[36] SHOJI H，TANI T，HANASAWA K，et al. Extracorporeal endotoxin removal by polymyxin B immobilized fiber cartridge：designing and antiendotoxin efficacy in the clinical application. TherApher，1998，2（1）：3-12.

第七章　内毒素血症的临床管理：容量支持

Marzia Savi，Andrea Montisci，Massimiliano Greco

闫晓倩　刘瑞婷　译　姚立农　校

第一节　引言

内毒素性休克的治疗目标是通过提供充足的器官灌注来纠正组织缺氧。因此，评估如何优化患者的心输出量（cardiac output，CO）和平均动脉压（mean arterial pressure，MAP）等血流动力学至关重要。心输出量在单位时间内等于返回心脏的血液即静脉回流（venous return，VR）。

$$CO = SV \times HR（注：SV，stroke volume，每搏输出量）$$

静脉回流等于外周静脉系统的平均压力，即平均充盈压（mean systemic filling pressure，Pmsf）与右心房平均压力（right atrial pressure，RAP）之间的压力梯度除以静脉血管阻力（venous vascular resistance，VVR）。Pmsf：当没有血液流动时（类似心脏停搏时）全身血管中的压力。

$$VR =（Pmsf - RAP）\div VVR$$

静脉系统可以看作是将血液送回心脏泵的血管管道系统。这些管道因有一定量的血液（即非应力容积）而保持开放，但其管壁顺应性允许它们容纳一定量的额外容积，即所谓的应力容积。

通过增加应力容积能够增加静脉回流，因为应力容积是决定流量的组成部分。Pmsf 最终由循环中的总应力容积和所有区域（包括肺部和心脏区域）的顺应性总和决定。

RAP 和 CO 很容易测量，研究一直在努力估算 Pmsf [1]。当输液导致 Pmsf 的增加大于 RAP 时，就增加静脉回流，增加 CO（图 7.1）。通过输液增加应力容积，引起体循环平均充盈压（Pmsf）增加，静脉回流（VR）曲线几乎平行上移。在液体复苏期间应用该理论非常重要，优化 Pmsf 和右心房压力（RAP）之间的压力梯度来增加 VR 并改善氧输送。

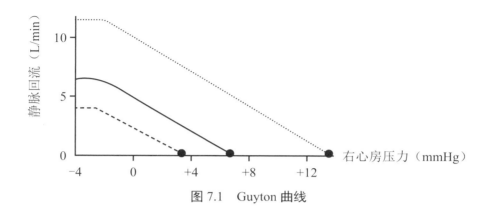

图 7.1　Guyton 曲线

第二节　内毒素血症与血管麻痹

脓毒性休克的特征是血管麻痹，这是一种全身血管阻力降低的病理状态，即使在心输出量正常或升高（高动力状态）的情况下也会导致 MAP 下降[2]。

LPS 是存在于革兰氏阴性菌外膜中的磷脂类物质，也被称为内毒素，直接参与了血管麻痹性休克的发生。当发生创伤、烧伤、肝病和缺血性休克时，内毒素可从溶解的细胞释放或从胃肠道转移至血液中。内毒素通过促进毛细血管渗漏、诱导 NO 产生以及降低血管对升压药的敏感性直接导致低血压；同时，它还通过损伤糖萼间接发挥作用，导致进一步的液体丢失。

标准治疗时，机体对低血压的耐受程度会影响病死率，这是一个似乎难以打破的恶性循环。血管麻痹的机制之一是 NO 的合成。NO 是休克时急性血管功能障碍的主要驱动因素[3]。脓毒症期间，特别是内毒素血症的情况下，促炎细胞因子（TNF、IL-1、INF-γ）和 LPS 可能通过诱导型一氧化氮合成酶（inducible form of NO synthase，iNOs）过度产生 NO，从而加重低血压、心肌抑制和血管低反应性[4]。脓毒性休克动物模型证实使用 iNOs 抑制剂可以改善血流动力学指标，提高存活率[5]，但目前仍未确定这种治疗对人类脓毒性休克的远期预后。

在动物模型中，液体复苏治疗能够限制 NO 水平，从而改善存活率并减轻毛细血管灌注不足和炎症反应[6, 7]。

第三节　液体治疗：原理和模式

一、机制

　　脓毒性休克期间恢复器官灌注是必要的。炎症风暴以及内毒素对内皮的直接作用会导致血流动力学不稳定。一线药物是液体和血管升压药，前者能增加应力容积，后者能收缩血管，将部分非应力容积转化为应力容积。

二、液体选择

　　有很多类型的溶液用于液体治疗（表 7.1，表 7.2）。目前研究提倡输注平衡液，包括对细胞外间隙、酸碱平衡和电解质浓度影响很小的晶体液，如林格氏液[8]。平衡液也可指氯（Cl⁻）含量较低的液体。由于氯化物在低剂量时也会引起肾小管功能障碍和动脉收缩从而影响肾功能[9]，因此 0.9% 的氯化钠溶液应仅限在低血容量性低钠血症或低氯性代谢性酸中毒的情况下使用。

表 7.1　常用晶体液的特征

特征	7.2% 盐水液	0.9% 盐水液	乳酸林格液	醋酸林格液	补液溶液Ⅲ	葡萄糖
酸碱值	—	5	5.5~7.0	6.0~7.0	5.5~7.0	4.0
Na^+	1197	154	130	132	140	0
Cl^-	1197	154	109	110	103	0
K^+	0	0	4	4	10	0
Mg^{2+}	0	0	0	0	3	0
Ca^{2+}	0	0	3	3	5	0
阴离子	0	0	28（乳酸）	29（醋酸）	47（醋酸）	0
强离子差	0	0	27	29	55	0
渗透压	2396	308	275	273	312	252
葡萄糖	0	0	0	0	0	50
胶体渗透压	0	0	0	0	0	0

　　注：Na^+、Cl^-、K^+、Mg^{2+}、Ca^{2+}、阴离子、强离子差单位为 mEq/L，渗透压单位为 mOsm/L，葡萄糖单位为 g/L，胶体渗透压单位为 mmHg。

表 7.2　常用胶体液的特征

特征	冷冻新鲜血浆	25% 人血清白蛋白	羟乙基淀粉
酸碱值	可变	—	5.5
Na^+	140	0	154
Cl^-	110	0	154
K^+	4	0	0
Mg^{2+}	0	0	0
Ca^{2+}	0	0	0
阴离子	0	0	0
强离子差	12	—	0
渗透压	300	—	310
葡萄糖	0~4	0	0
胶体渗透压	20	200	26

注：Na^+、Cl^-、K^+、Mg^{2+}、Ca^{2+}、阴离子、强离子差单位为 mEq/L，渗透压单位为 mOsm/L，葡萄糖单位为 g/L，胶体渗透压单位为 mmHg。

尽管 FENICE 研究尚未完全放弃使用合成胶体进行液体治疗，但是合成胶体仍被认为是液体治疗的禁忌[10, 11]。Estrada 等的研究表明，与接受醋酸钠林格氏液的严重脓毒症患者相比，接受羟乙基淀粉（HES 130/0.42）患者 90 天的死亡风险增加，并且更可能需要肾脏替代治疗[12]。白蛋白在液体治疗中的作用仍存在争议，《拯救脓毒症运动》（surviving sepsis campaign，SSC）2021 指南建议使用白蛋白，避免为恢复血流动力学稳定而使用过量晶体液（弱推荐，证据质量低）。动物模型显示白蛋白具有抗氧化和抗炎作用，可降低血管通透性，恢复微循环血流动力学[13]。

三、方法

判断患者容量反应性的最佳方法是在预定的时间内输入足量的液体。Cecconi 团队建议予以 4mL/kg 晶体液进行快速补液，并观察接下来 15 分钟内血流动力学参数的动态变化[14]。选择小剂量液体评估容量反应性的目的是降低液体过负荷的风险。连续 CO 监测是评价容量反应性的最佳选择之一，若 SV 和 CO 增加

10%~15% 即为阳性反应。

多年来，包括中心静脉压在内的静态前负荷指标被用于预测前负荷状态和容量反应性。但是由于这些指标一再被证明不可靠，因此并不推荐[15]。动态指数作为替代指标被引入。对于脓毒症或脓毒性休克患者，SSC 建议使用动态指标，而不能仅依靠体格检查和静态参数（弱推荐，证据质量低）[10]。

动态指标是基于心肺交互、体位改变或小剂量液体输注引起前负荷变化所导致的心输出量或每搏输出量的变化。

指导液体复苏的动态指标包括被动抬腿（passive leg raising，PLR）与心输出量相结合、快速补液时每搏输出量变异度（stroke volume variation，SVV）或脉压变异度（pulse pressure variation，PPV）的变化，以及胸腔内压变化引起 SV 的改变。

下文详细地描述了这些反映容量反应性的动态指标的血流动力学效应和可靠性。从它们各自的优点和局限性中，可以推测它们的临床价值和适用的临床环境。

1. 被动抬腿实验

PLR 是评估自主呼吸患者容量反应性的简易方法。PLR 不需要额外的外源性液体，相当于自体输注 300mL 液体。即使在 PPV 或 SVV 指数不可靠的情况下（如心律失常、自主呼吸费力），PLR 仍具有参考意义。PLR 需要连续监测 CO，如果 CO 增加超过 10%，认为具有容量反应性。在创伤性脑损伤、疑似颅内高压和下肢深静脉血栓的情况下禁用 PLR。

2. 中心静脉压

中心静脉压（central venous pressure，CVP）是估算 RAP 的一种方法。它对容量反应性的预测能力较差，只有在极端情况才能反映前负荷。高 CVP 既不能代表前负荷充足也不能阻止必要的快速输液。但是，CVP 可以反映 RV 的性能，例如快速输液时 CVP 的显著升高提示右室功能衰竭[16]。

此外，中心静脉血氧饱和度（central venous oxygenation saturation，$ScvO_2$）可以反映全身的氧合情况，有助于指导脓毒性休克早期阶段的复苏。

3. 脉压变异度（PPV）

在自主吸气时，胸腔内压的增加会导致心脏左室前负荷增加、后负荷减少、心输出量和收缩压（systolic blood pressure，SAP）升高，而在自主呼气时则完全相反。脉压（pulse pressure，PP）是收缩压与舒张压之差[17]。PPV > 13% 是反映前负荷储备的一个特异且敏感的指标。SVV 的变化也可预测容量反应性，通过动脉波形分析进行测量。心律失常（包括极度心动过缓或心动过速）、右心衰竭、自主呼吸、潮气量 < 8mL/kg、肺顺应性降低、腹腔积气、开胸等情况会降低 PPV 和 SVV 的预测性能。

4. 下腔静脉塌陷指数（inferior vena cava collapsibility index，IVC-CI）

下腔静脉塌陷指数（自主呼吸患者）和下腔静脉充盈指数（机械通气患者）可以根据下腔静脉最大和最小直径计算得到[18]。下腔静脉（inferior vena cava，IVC）直径主要由跨壁压力决定，而跨壁压力又更多地取决于右房压力（right atrium，RA）和腹腔内压力，而非胸腔内压[19]。在机械通气过程中，潮气量引起的胸腔压力周期性变化会增加 RA 和 IVC 的壁内压，因此 IVC 有扩张的趋势。在前负荷依赖型患者中，IVC 直径的变化会被放大；但在 RA 压力升高的情况下，这种变化可能会减小甚至消失。完全充盈的 IVC 可能是由于血容量过多、右心功能障碍或严重肺动脉高压引起。下腔静脉充盈指数 = $(IVC_{max} - IVC_{min}) \div IVC_{max} \times 100\%$。编者按：英文原著为 $(IVC_{max} - IVC_{min}) \div IVC_{min} \times 100$。

5. 呼气末阻塞实验（end-expiratory occlusion test，EEOT）

对于机械通气（mechanical ventilation，MV）的患者，每次吸气都会降低右室前负荷并阻碍静脉回流。机械通气中断会停止这种周期性血流障碍，导致心脏前负荷的瞬时增加。EEOT 需要予以呼吸末暂停 15 秒以上，若 CO 增加 > 5% 认为具有容量反应性。与 SVV 和 PPV 不同，EEOT 在接受保护性通气（ARDS）中也是可信的。

6. 速度 - 时间积分（velocity time integral，VTI）

其他监测容量反应性技术包括通过床旁超声心动图获取心尖五腔心切面来测量

VTI 变化。研究认为左室流出口直径在呼吸和心动周期中不会发生变化，因此 VTI 的变化可以反映 SV 的变化。此外，还能通过峰值流速（vpeak）变化是否 > 12% 预测容量反应性[20]。

7. 血流动力学监测仪器

目前有多种监测仪器可用于血流动力学监测。其中，经肺热稀释法校正联合脉搏轮廓的分析方法可用来测量心输出量和评估容量反应性。通常需要一个中心静脉导管和一个动脉导管（股动脉是首选的置管部位）。

容积测量技术提供了静态和动态血流动力学参数，并可以解释其他衍生参数，如在脉搏指示连续心输出量监测（pulse indicator continous cadiac output，PiCCO）中的血管外肺水（extravascular lung water，EVLW）和肺血管通透性指数（pulmonary vascular permeability index，PVPI）。具体来说，EVLW 对应积聚在肺间质和肺泡腔的液体量，而 PVPI 则反映肺泡 - 毛细血管膜的完整性。这两个参数都有助于指导有液体过负荷风险的患者（如脓毒性休克和急性呼吸窘迫综合征）的液体管理，避免过量液体输注[21]。

第四节　结论

目标导向的液体复苏在内毒素性休克中起着关键作用，其目的是平衡复苏过程，避免过多液体对机体的额外伤害。

目前的证据表明过量的液体可能有害，在急性肺损伤和脓毒性休克患者中限制液体可改善预后。显微镜下可以看到容量过负荷会进一步损害已经受损的内皮糖萼[22]。建议根据特定的血流动力学和代谢参数指导液体复苏，使用平衡液，避免使用常规的生理盐水和胶体溶液，并在已输注大量液体的复苏后期阶段输注白蛋白。这一课题需要进一步研究，避免从主动的液体复苏变成对机体造成伤害的液体管理是重症医学每天都面临的挑战。

参考文献

［1］ AYA HD，STER IC，FLETCHER N，et al. Pharmacodynamic analysis of a fluid challenge. Crit Care Med，2016，44（5）：880-891.

［2］ LAMBDEN S，CREAGH-BROWN BC，HUNT J，et al. Definitions and pathophysiology of vasoplegic shock. Crit Care，2018，22（1）：174.

［3］ LANGE M，ENKHBAATAR P，NAKANO Y，et al. Role of nitric oxide in shock：the large animal perspective. Front Biosci，2009，14（5）：1979-1989.

［4］ DRAISMA A，DORRESTEIJN MJ，BOUW MP，et al. The role of cytokines and inducible nitric oxide synthase in endotoxemia-induced endothelial dysfunction. J Cardiovasc Pharmacol，2010，55（6）：595-600.

［5］ KIRKEBØEN KA，STRAND OA. The role of nitric oxide in sepsis--an overview. Acta Anaesthesiol Scand，1999，43（3）：275-288.

［6］ VILLELA NR，DOS SANTOS AOMT，DE MIRANDA ML，et al. Fluid resuscitation therapy in endotoxemic hamsters improves survival and attenuates capillary perfusion deficits and inflammatory responses by a mechanism related to nitric oxide. J Transl Med，2014，12（1）：232.

［7］ BAKKER J，GROVER R，MCLUCKIE A，et al. Administration of the nitric oxide synthase inhibitor NG-methyl-L-arginine hydrochloride（546C88）by intravenous infusion for up to 72 hours can promote the resolution of shock in patients with severe sepsis：results of a randomized，double-blind，placebo-controlled multicenter study（study no. 144-002）. Crit Care Med，2004，32（1）：1-12.

［8］ MALBRAIN MLNG，LANGER T，ANNANE D，et al. Intravenous fluid therapy in the perioperative and critical care setting：executive summary of the International Fluid Academy（IFA）. Ann Intensive Care，2020，10（1）：64.

[9] SHINOTSUKA CR, CAIRONI P, VILLOIS P, et al. Assessment of chloride levels on renal function after cardiac arrest. Intensive Care Med Exp, 2015, 3(1): 1-2.

[10] EVANS L, RHODES A, ALHAZZANI W, et al. Survivingsepsis campaign: international guidelines for management of sepsis and septic shock 2021. Intensive Care Med, 2021, 47: 62.

[11] CECCONI M, HOFER C, TEBOUL JL, et al. Fluid challengesin intensive care: the FENICE study: a global inception cohort study. Intensive Care Med, 2015, 41(9): 1529-1537.

[12] ESTRADA CA, MURUGAN R. Hydroxyethyl starch in severe sepsis: end of starch era? Crit Care, 2013, 17(2): 310.

[13] BELCHER DA, WILLIAMS AT, PALMER AF, et al. Polymerized albumin restores impaired hemodynamics in endotoxemia and polymicrobial sepsis. Sci Rep, 2021, 11(1): 10834.

[14] CECCONI M, PARSONS AK, RHODES A. What is a fluid challenge? CurrOpin Crit Care, 2011, 17(3): 290-295.

[15] CECCONI M, MONGE GARCÍA M, GRACIA ROMERO M, et al. Use of pulse pressure variation and stroke volume variation in spontaneously breathing patients to assess dynamic arterial elastance and to predict arterial pressure response to fluid administration. Critical Care, 2014, 18(1): 1-182.

[16] ESPOSITO ML, BADER Y, MORINE KJ, et al. Mechanical circulatory support devices for acute right ventricular failure. Circulation, 2017, 136: 314-326.

[17] MILLER A, MANDEVILLE J. Predicting and measuring fluid responsiveness with echocardiography. Echo Res Pract, 2016, 3(2): G1.

[18] LUJAN VARAS J, MARTINEZ DÍAZ C, BLANCAS R, et al. Inferior vena cava distensibility index predicting fluid responsiveness in ventilated patients. Intensive Care Med Exp,

2015，3（Suppl 1）：A600.

[19] VIGNON P，VIGNON P. Evaluation of fluid responsiveness in ventilated septic patients：back to venous return. Intensive Care Med，2004，30：1699-1701.

[20] FEISSEL M，MICHARD F，MANGIN I，et al. Respiratory changes in aortic blood velocity as an indicator of fluid responsiveness in ventilated patients with septic shock. Chest，2001，119（3）：867-873.

[21] JOZWIAK M，TEBOUL JL，MONNET X. Extravascular lung water in critical care：recent advances and clinical applications. Ann Intensive Care，2015，5：38.

[22] BYRNE L，OBONYO NG，DIAB SD，et al. Unintended consequences：fluid resuscitation worsens shock in an ovine model of endotoxemia. Am J Respir Crit Care Med，2018，198（8）：1043-1054.

第八章　内毒素血症的临床管理：糖皮质激素

Annalisa Boscolo，Nicolò Sella，Tommaso Pettenuzzo，Paolo Navalesi

乔杜鹃 **译** 姚立农 **校**

第一节 引言

过去的几十年里，尽管大量观察性研究和随机对照研究表明糖皮质激素对脓毒症患者治疗效果不明确，但糖皮质激素仍被广泛使用[1]。事实上，糖皮质激素在治疗危及生命的感染中的作用仍存在争议[2, 3]。这种争议原因很多，可能与不同的治疗方案、患者异质性、感染类型以及"患者间"免疫反应的变异性（即高免疫与低免疫状态）有关。

具体而言，脓毒症是一种因感染引起的免疫和代谢反应失调的高度致命综合征，严重损害宿主稳态。下丘脑－垂体－肾上腺轴的激活以及肾上腺皮质－糖皮质激素的产生在脓毒症维持稳态过程中发挥重要的调控作用[4]。然而，在一些患者中，内源性糖皮质激素与感染之间的平衡失调，可能会导致危及生命的情况，如过度炎症反应（快速测定急性期反应蛋白和细胞因子，如 C- 反应蛋白、IL-6、IL-8、降钙素原）、血管内皮通透性增加、低血糖和严重的下丘脑－垂体－肾上腺轴功能障碍，称为危重症相关皮质类固醇缺乏症（critical-illness-related corticosteroid insufficiency，CIRCI）[1-4]。

因此，尽管糖皮质激素治疗急性感染引起的早期过度促炎反应有潜在的临床益处，但其真正益处仍在研究中。

2019 年发布的最新 Cochrane 系统综述中，中等证据表明糖皮质激素可能降低脓毒症患者的 28 天院内死亡率，同时减少重症监护病房（ICU）和住院时间（高可靠性证据）。然而，糖皮质激素明显增加了高钠血症和肌无力的风险，并可能增加高血糖的风险，这些不良反应可能会使患者的预后恶化[2]。

然而，在 2021 年的《拯救脓毒症运动》（SSC）中，并没有接受上述提到的概念，而建议仅当充分液体复苏和血管升压药治疗无法恢复血流动力学稳定时，静脉输注氢化可的松 200mg/d 治疗脓毒性休克（弱证据，质量较低／中等）[5]。

总之，仍需要进行更多研究来评估糖皮质激素在严重内毒素血症期间的真正益处，以及对长期和短期预后的影响。

第二节　糖皮质激素与脓毒症的免疫调节

脓毒症是宿主对感染的反应失调引起的危及生命的器官功能障碍[4]。近期研究显示，全球脓毒症年发病率为 4890 万例，死亡人数为 1100 万例，占全球死亡总人数的 19.7%[6, 7]。

脓毒症感染部位不同，如呼吸道（64%）、腹部（20%）和泌尿生殖道（14%），病原学不同，如革兰氏阳性或革兰氏阴性的细菌、真菌、病毒和寄生虫。

根据实验动物模型，脓毒症的发病机制可分为细胞因子（如 TNF）或毒素（如 LPS）引起、病原体（如革兰氏阳性或革兰氏阴性菌）引起、保护屏障破损导致细菌入侵三类[8]。

此外，脓毒症期间对感染的过度炎症反应和低下的肾上腺反应均存在，过去几十年中已广泛报道，这些反应与疾病的严重程度以及短期并发症和长期生存率均不同程度相关[9-11]。

Sir William Osler 在 20 世纪初首先描述这一现象，他观察到严重感染的患者往往死于过度的炎症反应而并非感染本身[12]，因此假设调节这种失衡反应可能会减少严重感染的死亡率[12-14]，即"免疫调节"。

此外，在脓毒症动物模型中，大部分死亡事件发生在感染开始后的前 5 天内，这是最初失调的过度炎症反应所致。一些患者可以在最初的过度炎症反应后存活，但随后因继发性医院内感染（通常是肺炎）而死亡[4]。随着脓毒症病情持续，宿主免疫反应从过度炎症反应转变为抗炎反应，患者的免疫功能受损。

在以往的实验模型中，当给健康受试者注射 LPS，同时给予氢化可的松可降低血浆中 TNF-α[15]、嗜酸性粒细胞数量[16]、磷脂酶 A[17]、硝酸盐和亚硝酸盐、IL-6、IL-8 等水平，并减少中性粒细胞激活标志物。

此外，糖皮质激素降低了 LPS 对体外全血中 IL-1 和 IL-6 的产生，这种"减弱"机制有利于抵抗脓毒症级联反应[12, 17-20]。

基于脓毒症引起的免疫损伤，糖皮质激素已被广泛用于不同类型感染（如严重脓毒症和脓毒性休克、严重社区获得性肺炎和细菌性脑膜炎）的辅助治疗，旨在调节最初的过度炎症反应[1, 12-14]。

尽管有上述假设，糖皮质激素在治疗危及生命的感染中的作用仍然存在争议，原因如下：①感染过程中每个患者特定时段理想的促炎反应状态仍然未知；②患者个体对不同类型感染的炎症状态仍不明确；③潜在的临床偏倚（如遗传因素、合并症、疾病的严重程度、感染的类型和部位）；④早期诊断、液体复苏和血管升压药的应用以及广谱抗生素的使用降低了休克发生率和早期死亡率，但重度脓毒症最普遍和潜在致命的后果之一仍然是早期免疫抑制状态（"免疫麻痹"），在这种情况下患者接受糖皮质激素治疗可能会加重免疫抑制。

第三节　脓毒症与下丘脑－垂体－肾上腺轴

在脓毒症患者中，过度炎症反应通常与肾上腺皮质的不恰当反应有关[1, 4]。这种情况包括：①急性肾上腺皮质醇缺乏，如 Waterhouse-Friderichsen 综合征、严重感染（脑膜炎时发生双侧肾上腺出血）；②肾上腺皮质醇反应低下，即尽管产生了高水平的皮质醇，但其浓度相对于脓毒症期间组织的高需求仍较低。

免疫细胞来源的细胞因子激活下丘脑－垂体－肾上腺（hypothalamo-pituitary-adrenal，HPA）轴是一种重要的调节过程，维持稳态并使宿主能够抵御过度炎症对生命的威胁[21]。HPA 轴遵循昼夜节律和超日节律，通常在早晨于活跃阶段达到峰值。

感染时 HPA 轴的活性由于炎症、细胞因子异常释放和情绪应激而增加[22, 23]。下丘脑首先分泌促肾上腺皮质激素释放激素（corticotropin releasing hormone，CRH），随后诱导垂体前叶分泌促肾上腺皮质激素（adrenocorticotropic hormone，ACTH），最终肾上腺皮质以胆固醇作为底物合成分泌糖皮质激素（glucocorticoid，GC）。肾上腺皮质分泌的 GC 控制着循环中的总 GC 水平，细胞外结合蛋白和细胞内酶在局部调节 GC 的活性。同时，血浆 GC 水平通过下丘脑的室旁核和垂体前叶或间接通过降低炎性细胞因子的表达，对 HPA 轴的活性产生负反馈调节[24]。

危重疾病通常与 HPA 轴功能受损及细胞皮质醇活性降低有关，这种情况通常与患者疾病的严重程度成比例，称为危重症相关皮质类固醇缺乏症（critical illness related corticosteroid insufficiency，CIRCI），往往会增加死亡率[1, 25]。

法国的一项研究通过血清诊断脓毒性休克患者的 CIRCI[26]，这给高死亡风险患者进行临床分层或及时识别需要"应激"剂量的糖皮质激素进行替代治疗的患者提供了依据。"应激"剂量是指治疗或补充肾上腺反应不足所需的最低剂量，其目的在于逆转休克、减轻炎症，同时避免让患者使用已被许多临床试验证明有害的免疫抑制剂量的糖皮质激素[27, 28]。

第四节　获益和不良反应

第一版《拯救脓毒症运动》指南提议将糖皮质激素作为严重脓毒症和脓毒性休克的辅助治疗方法，并在多达 80% 的患者中使用[29]。

Leuven 等的研究表明，高皮质醇血症可能是由于皮质醇降解减少或皮质醇代谢酶表达受抑制，导致促肾上腺皮质激素抑制[30]。这不仅质疑了脓毒症中肾上腺反应不足的观念，也表明"应激"剂量可能过高，增加了副作用的风险[31]。

最近的多项随机对照试验没能证实糖皮质激素能够改善脓毒症患者的生存率或心血管功能，这降低了在脓毒症患者中常规使用糖皮质激素的热情[5, 17]。

一项 Meta 分析发现，接受糖皮质激素治疗的脓毒症患者中，无需使用血管升压药的天数略有增加（平均差异 1.5 天，95%CI 0.8~3.11）。相反，糖皮质激素增加了许多不良反应，尤其是神经性肌无力（RR 1.21；95%CI 1.01~1.45），而对短期或长期死亡率无明显影响（总体证据质量适中）。总之，SSC 认为低剂量糖皮质激素的不良效果多于其治疗效果（逆转休克，增加无血管升压药天数），因此不推荐糖皮质激素的使用，尤其是在足够的液体复苏和血管升压药治疗能够恢复血流动力学稳定的情况下[32]。

应用糖皮质激素治疗脓毒性休克的最新 Cochrane 系统评价，纳入了 61 个随机对照试验，涵盖共计 12 192 例患者[2]。与安慰剂或常规治疗相比，糖皮质激素可能会使 28 天死亡率略微降低（RR 0.91，95%CI 0.84~0.99，11 233 例患者，50 项研究，中度确定水平）。住院期间的死亡率也有所降低（RR 0.90，95%CI 0.82~0.99，8183 例患者，26 项试验，中度确定水平），但对长期死亡率没有影响（RR 0.97，95%CI 0.91~1.03，6236 例患者，7 项研究，低度确定水平）。糖皮质激素可以缩短患者的住院时间（平均差异 -1.63 天，95%CI -2.93~-0.33，8795 例患者，22 项研究，高度确定水平），缩短患者的 ICU 入住时间（平均差异 -1.07 天，95%CI -1.95~-0.19，7612 例患者，21 项研究，高度确定水平）。糖皮质激素不增加继发感染的风险（RR 1.06，95%CI 0.95~1.19，5356 例患者，25 项研究，中度确定水平），但会增加肌无力（高度确定水平）、高血钠（高度确定水平），可能也增加高血糖的风险（中度确定水平）。值得注意的是，有中度确定证据显示，糖皮质激素对胃十二指肠出血、脑卒中或心脏事件没有影响，而低度确定证据显示，糖皮质激素可能会引起微小的神经精神症状差异。

2021 年发布的《拯救脓毒症运动》指南中指出，当充分的液体复苏和血管升压药治疗能够恢复血流动力学稳定时，不推荐使用糖皮质激素（弱、低／中等质量证据）[5]。

第五节　脓毒症中使用糖皮质激素的剂量

糖皮质激素治疗的最佳剂量、开始时间和持续时间仍不确定。

根据最近的随机对照试验，"典型"的剂量为每天分次静脉注射氢化可的松 200mg。然而，各项研究的纳入标准和氢化可的松治疗的持续时间存在很大差异，具体如：①在 ADRENAL 试验中，"符合条件"的患者是指连续使用血管升压药或强心药超过 4 小时以维持平均动脉压（MAP）＞ 60mmHg 的患者，氢化可的松最长使用 7 天或者直到 ICU 出院或死亡[33]；②在 APROCCHSS 试验中，纳入的患者服用 ≥ 0.25μg/（kg·min）或 ≥ 1mg/h 去甲肾上腺素（或肾上腺素），或任何其他血管升压药 ≥ 6 小时以维持平均动脉压（MAP）≥ 65mmHg，氢化可的松使用 7 天[33]；③在 VANISH 试验中纳入的脓毒性休克成年患者，尽管在休克后 6 小时内进行了液体复苏，但仍需要使用血管升压药，患者被随机分配到血管加压素（滴定至 0.06U/min）和氢化可的松组、血管加压素和安慰剂组、去甲肾上腺素和氢化可的松组以及去甲肾上腺素与安慰剂组，氢化可的松 200mg/d，连续 5 天，在随后 6 天内逐渐减量[34]。

Zhang 等最近发表了一项贝叶斯网络荟萃分析，纳入 35 项 RCT 和 8859 例患者，对糖皮质激素在脓毒症中的有效性和安全性进行了比较[35]。甲泼尼龙和地塞米松在降低短期死亡率方面比安慰剂更有效（甲泼尼龙与安慰剂 RR 0.65，95%CI 0.40~0.93；地塞米松与安慰剂 RR 0.42，95%CI 0.24~0.84）。氢化可的松和氢化可的松联合氟化可的松在休克缓解天数方面优于安慰剂。甲泼尼龙在改善无机械通气天数方面优于安慰剂（MD 7.71，95%CI 1.15~14.42）。此外，最佳治疗剂量为氢化可的松 200~400mg/d（RR 0.83，95%CI 0.64~0.98），持续时间为 4~7 天（RR 0.78，95%CI 0.57~0.96）。总之，此研究提供了中等质量证据，表明 200~400mg/d 的氢化可的松最有可能使脓毒症患者受益。

对于脓毒性休克中氢化可的松的最佳给药方式，Tilouche 等对 50 例需要超过 2mg/h（约合 33.3μg/min）去甲肾上腺素治疗的成年脓毒性休克患者进行了随机分组研究。在充分液体复苏后，患者接受氢化可的松治疗，其中 50% 的患者持续输注 200mg/d 的氢化可的松，而另外 50% 的患者按每 6 小时给药 50mg 剂量间歇，使用血管升压药的时间最长为 7 天[36]。尽管两组患者死亡率和副作用的发生率相似，但是与持续输注相比，间歇性大剂量注射氢化可的松的患者在第 7 天时休克逆转率更高[36]。

上述关于使用糖皮质激素治疗脓毒性休克的 Cochrane 系统综述中[2]，只有三项研究考虑了连续输注糖皮质激素与间歇性给药的效果，但证据的可靠程度非常低[2]。

最新的《拯救脓毒症运动》国际指南建议在充分液体复苏和血管升压药即在开始治疗后 4 小时给予至少 0.25μg/（kg·min）去甲肾上腺素或肾上腺素无法恢复血流动力学稳定时，可给予 200mg/d 氢化可的松持续静脉输注，或每 6 小时静脉注射50mg 治疗（弱证据，低／中质量证据）[5]。

第六节　结论

总之，脓毒症患者中糖皮质激素的有效性和潜在风险尚未得到很好的评估。根据最新的随机对照试验、荟萃分析和国际指南，糖皮质激素对短期和长期死亡率没有影响，但似乎能够略微减少住院时间和 ICU 住院时间。糖皮质激素与发生高钠血症和高血糖相关，而其对继发感染和胃肠道出血的影响尚不清楚。

建议在临床实践中遵循当前的国际指南，以确保糖皮质激素的使用符合规范。

参考文献

[1] SALLUH JIF，PÓVOA P. Corticosteroids in severe sepsis and septic shock：a concise review. Shock，2017，47（1S Suppl 1）：47-51.

[2] ANNANE D，BELLISSANT E，BOLLAERT PE，et al. Corticosteroids for treating sepsis in children and adults. Cochrane Database Syst Rev，2019，12：CD002243.

[3] SINGER M，DEUTSCHMAN CS，SEYMOUR CW，et al. The third international consensus defnitions for sepsis and septic shock（Sepsis-3）. JAMA，2016，315（8）：801-810.

[4] VANDEWALLE J，LIBERT C. Glucocorticoids in sepsis：to be or not to be. Front Immunol，2020，11：1318.

[5] EVANS L，RHODES A，ALHAZZANI W，et al. Surviving sepsis campaign：internation-

al guidelines for management of sepsis and septic shock 2021. Intensive Care Med，2021，47(11)：1181-1247.

[6] REINHART K，DANIELS R，KISSOON N，et al. Recognizing sepsis as a global health priority-a WHO resolution. N Engl J Med，2017，377(5)：414-417.

[7] RUDD KE，JOHNSON SC，AGESA KM，et al. Global，regional，and national sepsis incidence and mortality，1990-2017：analysis for the Global Burden of Disease Study. Lancet，2020 Jan 18，395 (10219)：200-211.

[8] STORTZ JA，RAYMOND SL，MIRA JC，et al. Murine models of sepsis and trauma：can we bridge the gap? ILAR J，2017 Jul 1，58(1)：90-105.

[9] ANGUS DC，VAN DER POLL T. Severe sepsis and septic shock. N Engl J Med，2013，369(21)：2063.

[10] Bone RC. The pathogenesis of sepsis. Ann Intern Med，1991，115(6)：457-469.

[11] YENDE S，D'ANGELO G，MAYR F，et al. Elevated hemo stasis markers after pneumonia increases one-year risk of all-cause and cardiovascular deaths. PLoS One，2011，6(8)：e22847.

[12] PÓVOA P，SALLUH JIF. What is the role of steroids in pneumonia therapy? Curr Opin Infect Dis，2012，25(2)：199-204.

[13] FULLER BM. The adrenal gland and corticosteroid therapy in sepsis：I certainly remain uncertain. Crit Care Med，2015，43(3)：702-703.

[14] GOODMAN S，SPRUNG CL，INTERNATIONAL SEPSIS FORUM. The International Sepsis Forum's controversies in sepsis：corticosteroids should be used to treat septic shock. Crit Care，2002，6(5)：381-383.

[15] ANNANE D，SÉBILLE V，CHARPENTIER C，et al. Effect of treatment with low doses of hydrocortisone and fudrocortisone on mortality in patients with septic shock. JAMA，2002，288(7)：862-871.

[16] VENKATESH B，FINFER S，COHEN J，et al. Adjunctive glucocorticoid therapy in patients with septic shock. N Engl J Med，2018，378(9)：797-808.

[17] ANNANE D，RENAULT A，BRUN-BUISSON C，et al. Hydrocortisone plus fudrocortisone for adults with septic shock. N Engl J Med，2018，378(9)：809-818.

[18] DE LANGE DW，KARS M. Perioperative glucocorticosteroid supplementation is not supported by evidence. Eur J Intern Med，2008，19(6)：461-467.

[19] BUTTGEREIT F，DA SILVA JAP，BOERS M，et al. Standardised nomenclature for glucocorticoid dosages and glucocorticoid treatment regimens：current questions and tentative answers in rheumatology. Ann Rheum Dis，2002，61(8)：718-722.

[20] KAUFMANN I，BRIEGEL J，SCHLIEPHAKE F，et al. Stress doses of hydrocortisone in septic shock：beneficial effects on opsonization-dependent neutrophil functions. Intensive Care Med，2008，34(2)：344-349.

[21] MEDZHITOV R，SCHNEIDER DS，SOARES MP. Disease tolerance as a defense strategy. Science，2012 Feb 24，335(6071)：936-941.

[22] SPIGA F，WALKER JJ，TERRY JR，et al. HPA axis-rhythms. Compr Physiol，2014，4(3)：1273-1298.

[23] DANTZER R. Neuroimmune interactions：from the brain to the immune system and vice versa. Physiol Rev，2018，98(1)：477-504.

[24] SONG I-H，BUTTGEREIT F. Non-genomic glucocorticoid effects to provide the basis for new drug developments. Mol Cell Endocrinol，2006，246(1-2)：142-146.

[25] SCHEIN RM，SPRUNG CL，MARCIAL E，et al. Plasma cortisol levels in patients with septic shock. Crit Care Med，1990，18(3)：259-263.

[26] ANNANE D，SÉBILLE V，TROCHÉ G，et al. A 3-level prognostic classification in septic shock based on cortisol levels and cortisol response to corticotropin. JAMA，2000，283(8)：1038-1045.

[27] BONE RC，FISHER CJ，CLEMMER TP，et al. A controlled clinical trial of high-dose methylprednisolone in the treatment of severe sepsis and septic shock. N Engl J Med，1987，317(11)：653-658.

[28] BERNARD GR，LUCE JM，SPRUNG CL，et al. High-dose corticosteroids in patients with the adult respiratory distress syndrome. N Engl J Med，1987，317(25)：1565-1570.

[29] BEALE R，JANES JM，BRUNKHORST FM，et al. Global utilization of low-dose corticosteroids in severe sepsis and septic shock：a report from the PROGRESS registry. Crit Care，2010，14(3)：R102.

[30] BOONEN E，VERVENNE H，MEERSSEMAN P，et al. Reduced cortisol metabolism during critical illness. N Engl J Med，2013，368(16)：1477-1488.

[31] BOONEN E，VAN DEN BERGHE G. Cortisol metabolism in critical illness：implications for clinical care. Curr Opin Endocrinol Diabetes Obes，2014，21(3)：185-192.

[32] RHODES A，EVANS LE，ALHAZZANI W，et al. Surviving Sepsis campaign：international guidelines for management of sepsis and septic shock：2016. Intensive Care Med，2017，43(3)：304-377.

[33] VENKATESH B，FINFER S，COHEN J，et al. Hydrocortisone compared with placebo in patients with septic shock satisfying the sepsis-3 diagnostic criteria and APROCCHSS study inclusion criteria：a post hoc analysis of the ADRENAL trial. Anesthesiology，2019，131(6)：1292-1300.

[34] GORDON AC，MASON AJ，THIRUNAVUKKARASU N，et al. Effect of early vasopressin vs norepinephrine on kidney failure in patients with septic shock：the VANISH randomized clinical trial. JAMA，2016，316(5)：509-518.

[35] ZHANG S，CHANG W，XIE J，et al. The efficacy，safety，and optimal regimen of corticosteroids in sepsis：a Bayesian network meta-analysis. Crit Care Explor，2020，2(4)：e0094.

[36] TILOUCHE N，JAOUED O，ALI HBS，et al. Comparison between continuous and intermittent administration of hydrocortisone during septic shock：a randomized controlled clinical trial. Shock，2019，52(5)：481-486.

第九章　内毒素血症的临床管理：血管活性药和强心药

Giulia Cocci，Raffaella d'Errico，Gianluca Villa，Stefano Romagnoli

乔杜鹃　译　姚立农　校

第一节　引言

内毒素具有血管舒张和心脏抑制效应。本章有关血管升压药和强心药的知识适用于所有分布性或心源性休克的患者，包括内毒素血症的患者。

血管升压药收缩血管、限制血管舒张并提高平均动脉压（MAP）；强心药则增加心脏收缩力。这些药物在临床实践中常规用于恢复休克患者的组织灌注。

内毒素血症患者可能发展为脓毒性休克，通常伴随循环、细胞和代谢异常，往往预后不良。脓毒性休克的定义是充分液体复苏后持续低血压，需要使用血管活性药物维持平均动脉压＞65mmHg水平，并且血清乳酸水平＞2mmol/L（180mg/L）。

脓毒性休克时，除了抗生素治疗和病因治疗以外，液体复苏、血管升压药和强心药是稳定血流动力学的基石。

第二节　血管活性药

《拯救脓毒症运动》国际指南推荐内毒素性休克患者低血压时首选去甲肾上腺素[1]。去甲肾上腺素作用于α-1和β-1肾上腺素受体，从而收缩血管和增加心输出量。内毒素性休克期间，去甲肾上腺素兴奋α-1肾上腺素受体可以增加平均动脉压而不增加心率，兴奋β-1肾上腺素受体可以增加心肌收缩力从而改善脓毒性休克期间的心脏功能。去甲肾上腺素增加动脉舒张压可改善低血压患者的冠状动脉灌注。动脉压升高引起左心室后负荷增加，从而诱导Anrep效应（即动脉压力增加后左心室收缩力增加）[2]。此外，ICU收治的脓毒性休克患者通常动脉弹性明显降低，造成左心室与动脉耦联功能减弱。事实上，左心室收缩功能既受到动脉压力的影响，也由心室动脉耦联关系决定，该耦联反映了左心室收缩力（收缩末期弹性）与动脉血管硬度（动脉弹性）之间的关系[3-5]。动脉弹性和左心室收缩末期弹性都影响耦联平衡。如果心室与动脉的耦联过大或过小，就会导致左心室功能不全或左心室衰竭（图9.1）。研究表明，脓毒性休克时若动脉弹性与收缩末期弹性的比值正常时，去甲肾上腺素增加动脉弹性并同时增加心输出量。在动脉弹性降低的情况下，去甲肾上腺素通过增加动脉弹性恢复了正常的耦联关系，尽管血压无明显增加，也能引起每搏输出量增加，进而改善左心室的射血功能[6-8]。

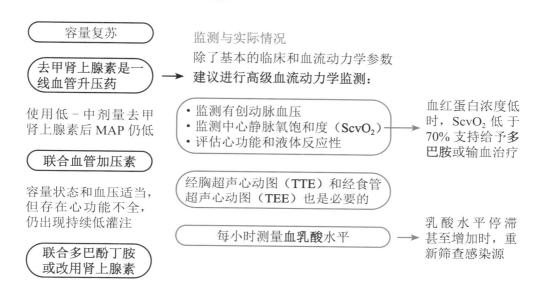

图 9.1　内毒素性休克中血管活性药物的管理

在内毒素相关的血管麻痹分布性休克中，去甲肾上腺素减少非张力性循环容量，增加张力性容量；在全血总量不变的情况下增加平均动脉压。对于有前负荷反应性的患者，这种机制将增加静脉回流的压力梯度，增加回心血量，进而增加心输出量。但是，去甲肾上腺素通过 α 和 β 肾上腺素能效应，可能会诱导免疫麻痹。兴奋 α- 肾上腺素受体可产生促炎和抗炎作用，兴奋 β- 肾上腺素受体产生抗炎作用[9-11]。

去甲肾上腺素比多巴胺更有效，是脓毒性休克的首选血管收缩剂。《拯救脓毒症运动》指南引用了一篇包括 32 个试验（共 3544 例患者）的系统综述和荟萃分析报告[1, 12]。其结果表明：与多巴胺相比，去甲肾上腺素能减少全因病死率并降低严重不良事件和心律失常的风险。去甲肾上腺素与肾上腺素、去氧肾上腺素、血管加压素 / 特利加压素比较，并未显示出病死率的获益。不同血管升压药的血流动力学数据相似，但去甲肾上腺素在中心静脉压、尿量和血乳酸水平方面具有一定优势。

证据表明，与多巴胺相比，去甲肾上腺素能提高生存率、改善血流动力学状况并降低不良事件发生率。尽管多巴胺 β-1 受体兴奋作用可能对心功能不全患者有利，但增加心律失常的风险限制了其使用。

目前建议脓毒性休克时采用靶向持续静脉输注去甲肾上腺素以维持血流动力学目标。但是，考虑到肾上腺素能受体药理性刺激后产生的多种副作用（包括增加氧化应激、干扰细胞能量代谢和影响炎症反应），最近有人提出了"去儿茶酚胺化（decatecholaminization）"的新概念，主张使用非儿茶酚胺类血管升压药以减少儿茶酚胺类药物的使用[13]。许多研究已表明，高剂量的儿茶酚胺类药物与循环中的高儿茶酚胺水平和不良结果及严重副作用相关，包括心肌损伤和外周缺血。虽然交感应激在损伤早期是必要和救命的，但长时间持续应激是有害的，可导致脓毒性休克患者器官功能障碍的发生。高儿茶酚胺水平既是疾病严重程度的标志，也是其他器官功能障碍的罪魁祸首。为了最小化儿茶酚胺的用量，除了优化容量、调整镇静剂和其他降压／心肌抑制药物以外，建议几种血管升压药联合使用[14]。

VANISH 和 VASST 的研究证实了血管加压素在脓毒症和脓毒性休克中的"儿茶酚胺保留效应"[15, 16]。早期联合应用血管加压素和去甲肾上腺素能减轻传统血管活性药物所带来的肾上腺素能副作用。血管加压素（抗利尿激素）与血管平滑肌上的加压素 V1a 受体（vasopressin V1a receptor）结合，收缩血管并增加动脉血压。研究发现，脓毒性休克早期血管加压素浓度升高，但随着休克持续，大部分患者在 24~48 小时内降至正常范围。这种低血压时血管加压素应该升高而未升高的现象称为"相对血管加压素缺乏"，但其意义尚不清楚。使用低、中剂量去甲肾上腺素后平均动脉压仍低时，建议联合使用血管加压素。VANCS 研究表明，在心脏手术后的低阻性休克中，血管加压素可以作为一线升压药物使用，还能改善临床结局[17]。

对内毒素引起心功能不全的成年患者，经充分液体复苏后仍持续存在低灌注时可以联合应用多巴酚丁胺和去甲肾上腺素，或者以肾上腺素代替去甲肾上腺素。对于脓毒性休克患者，尽管联合去甲肾上腺素和血管加压素治疗，但仍然存在持续低血压时，建议增加肾上腺素。肾上腺素是脓毒性休克患者的第二或第三线升压药。

目前尚无随机对照试验比较多巴酚丁胺与安慰剂在重度脓毒症和脓毒性休克患者中的应用效果。一项网络荟萃分析的间接比较显示，多巴酚丁胺联合去甲肾上腺素与不使用强心剂相比，在死亡率上没有明显差异[18]。也没有证据支持多巴酚丁胺优于肾上腺素。因此，《拯救脓毒症运动》指南认为两种药物的期望效果和不良后果相当，并提出推荐等级弱的建议：在脓毒性休克中，容量和血压稳定后仍持续低灌注的心功能不全患者，可加用多巴酚丁胺或替换为肾上腺素[1, 19, 20]。

赛利加压素（Selepressin）是一种高选择性 V1a 受体激动剂，已在两项随机对照试验中证实其对脓毒性休克的作用[21, 22]。研究显示，赛利加压素在不联合去甲肾上腺素时可以维持平均动脉压（MAP）> 60mmHg。然而，该研究的后续阶段因无效而被中止，主要研究指标（无呼吸机和升压药天数、90 天全因死亡率、30天无肾脏替代治疗天数、30 天无 ICU 住院天数）之间没有显著差异；不良事件发生率在各组之间也相似[22]。这两项研究的荟萃分析也显示死亡率没有显著差异[1]。由于没有研究结果支持赛利加压素的作用优于去甲肾上腺素，SSC 认为去甲肾上腺素更有益处，并弱推荐不将赛利加压素作为一线治疗药物[1]。赛利加压素不诱导凝血因子 VWF（von willebrand factor）的释放；与 V1a 受体 /V2 受体激动剂精氨酸加压素不同，选择性 V1a 受体激动剂 FE202158 不释放 VWF 因子，但目前尚未上市。

SSC 指南同时弱推荐其他药物，如血管紧张素Ⅱ、特利加压素和左西孟旦与血管活性药和强心药联合使用[1]。

血管紧张素Ⅱ是一种通过触发肾素－血管紧张素系统产生明显血管收缩效应的多肽物质。革兰氏阴性菌脓毒症时内毒素可使血管紧张素转换酶失活。肺毛细血管内皮损伤的疾病状态下，如内毒素血症引起的急性呼吸窘迫综合征（ARDS）和革兰氏阴性菌引起的肺炎，血管紧张素转换酶的活性在早期阶段就会降低，导致血管紧张素Ⅰ转换为血管紧张素Ⅱ的能力减弱。血管紧张素Ⅱ还受到内源性血管扩张剂一氧化氮（NO）的拮抗作用，两者彼此影响各自的产生和功能。一项荟萃分析发现，血管紧张素 II 与去甲肾上腺素在死亡率方面没有差异[1]。血管紧张素 II 并未明显增加不良事件。ATHOS-3 研究发现，对常用高剂量血管收缩剂无反应的低阻性休克患者，血管紧张素 II 可升高血压[23]。由于在脓毒症中的现有证据质量较低和临床经验欠缺，安全性评价尚不足，血管紧张素 II 不作为首选药物。但是，其生理作用已被充分证实，可以作为辅助药物发挥作用，提供一种"平衡"的血管活性药物治疗方法[24]。

特利加压素是一种前体药，通过内皮肽酶转化为血管赖氨酸加压素，具有"缓释"效应，其有效半衰期约为 6 小时。特利加压素对 V1 受体更具选择性，已进行了 9 项脓毒症相关的临床试验。SSC 荟萃分析显示，特利加压素与去甲肾上腺素相比，在死亡率方面没有差异，但特利加压素组患者末梢循环缺血、腹泻等不良事件有所增加[1]。特利加压素组出现了 3 例肠系膜缺血，而去甲肾上腺素组只有 1 例。因此，SSC 认为特利加压素的不良后果更为严重，并不建议在脓毒性休克患者中使用[25]。

左西孟旦通过多种机制作用于心血管系统，其主要适应证是急性心力衰竭，是脓毒性休克的二线治疗药物。目前支持在疑似 β- 受体阻断剂导致低灌注的急性心力衰竭患者中使用左西孟旦。脓毒性休克的晚期阶段常发生脓毒性心肌病，导致持续低血压，应用左西孟旦可能有效[26]。迄今为止，比较左西孟旦和多巴酚丁胺的试验很少，也没有显示出明显的死亡率优势。严重的脓毒性休克患者通常需要使用大剂量的去甲肾上腺素以达到目标平均动脉压，与此同时却产生许多副作用，而左西孟旦可提供"儿茶酚胺保留效应"[27]。左西孟旦半衰期约为 1 小时，其活性代谢物可达到 80 小时，停止 24 小时持续输注后，心血管效应可持续 7~9 天。

第三节　临床应用

血管升压药和强心药的血药浓度决定了剂量－效应曲线，但是血流动力学效应却取决于多种因素，包括个体间的受体变异性、药效学相互作用、患者的临床病情变化以及药理学状态等。而且，这些药物作用于参与不同血流动力学反应的不同受体，还通过激活自主神经系统产生直接和间接作用。给内毒素性休克患者输注血管升压药和强心药时，应多参数密切监测血流动力学[28, 29]。

使用血管升压药前，首先评估容量状态至关重要，应确保充分的容量复苏。重症监护室已使用早期目标导向的方法治疗重症感染和脓毒性休克，该方法包括调整心脏前负荷、后负荷和收缩力以平衡氧供与氧耗[30, 31]。

复苏后的优化阶段，治疗目标是确保足够的氧气输送到外周器官，以防止与低灌注和（或）水肿相关的器官损伤。此时除了基本的临床和血流动力学参数外，建议进行高级血流动力学监测，包括中心静脉压、心功能评估和液体反应性评估。

尽管对"早期目标导向治疗"存在担忧，目前仍建议监测中心静脉血氧饱和度（$ScvO_2$），在血红蛋白浓度降低的情况下，$ScvO_2 < 70\%$ 有助于决定是否给予多巴胺或输血治疗。

监测休克发生后每小时的血乳酸水平有利于判断病情变化。如果血乳酸水平不变甚至增加，需重新评估感染源的控制情况。

心脏超声快速评估（rapid assessment of cardiac ultrasound，RACE）在脓毒性休克的血流动力学评估中起着重要作用。利用 MIMIC-Ⅲ数据库对脓毒症的分析研究表明，重症超声（critical care ultrasonography，CCUS）能够有效降低脓毒症重症患者 28 天死亡率。经胸超声心动图（transthoracic echocardiography，TTE）和经食道超声心动图（transesophageal echocardiography，TEE）是常用方法，TEE 更是现今高水平医师的必备工具之一。血流动力学监测除了指导复苏优化后的降阶梯治疗，还能使容量最小化并评估过负荷时负平衡需要量[32, 33]。

由于药物存在明显的心血管效应（心律失常、缺血、高血压或低血压）的差异性，因此使用中应持续监测血流动力学作为指导。

药物剂量采用逐步滴定的方法以达到有效的血压或终末器官灌注，表现为尿量或精神状态等的改善。如果第一种药物的最大剂量无效，则应联合第二种药物（图

9.2）。仍然无效的情况下，例如难治性脓毒性休克，根据相关临床经验报道可联合第三种药物，但尚没有对照研究证明其可行性[1]。

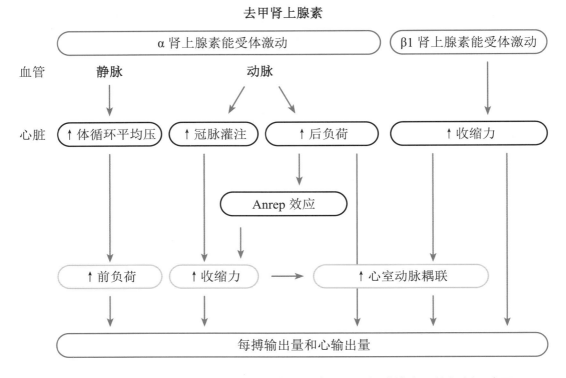

图 9.2　去甲肾上腺素增加脓毒性休克患者心输出量和每搏输出量的机制示意图

注：蓝色方框表示主要兴奋的受体类型，黑色方框表示其对心脏的直接影响，黄色方框表示间接影响。绿色箭头表示正性结果，而红色箭头表示与方框中的效应相比的负性结果。

这些药物既可以间断静脉注射，也可以持续静脉输注，但必须经中心静脉导管以避免血管外渗和组织坏死。但通过外周静脉低剂量短期给药也是安全的。

由于药物的快速耐受性，机体对这些药物的反应性会随着时间进行而减弱，所以应不断进行剂量滴定，以适应这种现象和患者临床情况的变化。

在没有认真分析患者的临床情况和治疗措施是否得当的情况下，不能仅因为持续低血压或恶化而增加剂量。

最后，很少有临床研究去比较一种药物与另一种药物的有效性和安全性，也未能确定是否改善了患者的预后[34]。因此，这些药物的应用方式主要取决于专家意见、药物分子作用机制以及目前有限的临床研究数据[35, 36]。

参考文献

[1] EVANS L，RHODES A，ALHAZZANI W，et al. Surviving sepsis campaign：international guidelines for management of sepsis and septic shock 2021. Intensive Care Med，2021，47（11）：1181-1247.

[2] DE BACKER D，PINSKY M. Norepinephrine improves cardiac function during septic shock，but why? Br J Anaesth，2018，120（3）：421-424.

[3] OSPINA-TASCÓN GA，HERNANDEZ G，ALVAREZ I，et al. Effects of very early start of norepinephrine in patients with septic shock：a propensity score-based analysis. Crit Care，2020，24（1）：52.

[4] HAMZAOUI O，SHI R. Early norepinephrine use in septic shock. J Thorac Dis，2020，12（Suppl 1）：S72-77.

[5] HAMZAOUI O，GEORGER JF，MONNET X，et al. Early administration of norepinephrine increases cardiac preload and cardiac output in septic patients with life-threatening hypotension. Crit Care，2010，14（4）：R142.

[6] FOULON P，DE BACKER D. The hemodynamic effects of norepinephrine：far more than an increase in blood pressure! Ann Transl Med，2018，6（Suppl 1）：S25.

[7] DALLA K，BECH-HANSSEN O，RICKSTEN SE. Impact of norepinephrine on right ventricular afterload and function in septic shock-a strain echocardiography study. Acta Anaesthesiol Scand，2019，63（10）：1337-1345.

[8] DE BACKER D，CECCONI M，LIPMAN J，et al. Challenges in the management of sep-

tic shock: a narrative review. Intensive Care Med, 2019, 45(4): 420-433.

[9] HAMZAOUI O, JOZWIAK M, GEFFRIAUD T, et al. Norepinephrine exerts an inotropic effect during the early phase of human septic shock. Br J Anaesth, 2018, 120(3): 517-524.

[10] SCHEEREN TWL, BAKKER J, DE BACKER D, et al. Current use of vasopressors in septic shock. Ann Intensive Care, 2019, 9(1): 20.

[11] HYLANDS M, MOLLER MH, ASFAR P, et al. A systematic review of vasopressor blood pressure targets in critically ill adults with hypotension. Can J Anaesth, 2017, 64(7): 703-715.

[12] AVNI T, LADOR A, LEV S, et al. Vasopressors for the treatment of septic shock: systematic review and meta-analysis. PLoS One, 2015, 10(8): e0129305.

[13] RUDIGER A, SINGER M. Decatecholaminisation during sepsis. Crit Care, 2016, 20(1): 309.

[14] ANDREIS DT, SINGER M. Catecholamines for infammatory shock: a Jekyll-and-Hyde conundrum. Intensive Care Med, 2016, 42(9): 1387-1397.

[15] GORDON AC, MASON AJ, THIRUNAVUKKARASU N, et al. Effect of early vasopressin vs norepinephrine on kidney failure in patients with septic shock: the VANISH randomized clinical trial. JAMA, 2016, 316(5): 509-518.

[16] RUSSELL JA, WALLEY KR, SINGER J, et al. Vasopressin versus norepinephrine infusion in patients with septic shock. N Engl J Med, 2008, 358(9): 877-887.

[17] HAJJAR LA, VINCENT JL, BARBOSA GOMES GALAS FR, et al. Vasopressin versus norepinephrine in patients with vasoplegic shock after cardiac surgery: the VANCS randomized controlled trial. Anesthesiology, 2017, 126(1): 85-93.

[18] BELLETTI A, BENEDETTO U, BIONDI-ZOCCAI G, et al. The effect of vasoactive drugs on mortality in patients with severe sepsis and septic shock. A network meta-analysis

of randomized trials. J Crit Care，2017，37：91-98.

[19] DUBIN A，LATTANZIO B，GATTI L. The spectrum of cardiovascular effects of dobutamine-from healthy subjects to septic shock patients. Rev Bras Ter Intensiva，2017，29（4）：490-498.

[20] REGNIER B，SAFRAN D，CARLET J，et al. Comparative haemodynamic effects of dopamine and dobutamine in septic shock. Intensive Care Med，1979，5（3）：115-120.

[21] RUSSELL JA，VINCENT JL，KJØLBYE AL，et al. Selepressin，a novel selective vasopressin V1A agonist，is an effective substitute for norepinephrine in a phase IIa randomized，placebo-controlled trial in septic shock patients. Crit Care，2017，21（1）：213.

[22] LATERRE PF，BERRY SM，BLEMINGS A，et al. Effect of selepressin vs placebo on ventilator- and vasopressor-free days in patients with septic shock：the SEPSIS-ACT randomized clinical trial. JAMA，2019，322（15）：1476-1485.

[23] CHAWLA LS，BUSSE L，BRASHA-MITCHELL E，et al. Intravenous angiotensin II for the treatment of high-output shock（ATHOS trial）：a pilot study. Crit Care，2014，18（5）：534.

[24] KHANNA A，ENGLISH SW，WANG XS，et al. Angiotensin II for the treatment of vasodilatory shock. N Engl J Med，2017，377（5）：419-430.

[25] LIU ZM，CHEN J，KOU Q，et al. Terlipressin versus norepinephrine as infusion in patients with septic shock：a multicentre，randomised，double-blinded trial. Intensive Care Med，2018，44（11）：1816-1825.

[26] HERPAIN A，BOUCHEZ S，GIRARDIS M，et al. Use of levosimendan in intensive care unit settings：an opinion paper. J Cardiovasc Pharmacol，2019，73（1）：3-14.

[27] ZANGRILLO A，PUTZU A，MONACO F，et al. Levosimendan reduces mortality in patients with severe sepsis and septic shock：a meta-analysis of randomized trials. J Crit Care，2015，30（5）：908-913.

[28] KINOSHITA M，NAKASHIMA M，NAKASHIMA H，et al. Immune mechanisms under-lying susceptibility to endotoxin shock in aged hosts：implication in age-augmented gener-alized Shwartzman reaction. Int J Mol Sci，2019，20(13)：3260.

[29] NUNNALLY ME，FERRER R，MARTIN GS，et al. The Surviving Sepsis Campaign：re-search priorities for the administration，epidemiology，scoring and identifcation of sepsis. Intensive Care Med Exp，2021，9(1)：34.

[30] RIVERS E，NGUYEN B，HAVSTAD S，et al. Early goal-directed therapy in the treat-ment of severe sepsis and septic shock. N Engl J Med，2001，345(19)：1368-1377.

[31] LAT I，COOPERSMITH CM，DE BACKER D，et al. Research Committee of the Sur-viving Sepsis Campaign. The surviving sepsis campaign：fuid resuscitation and vasopressor therapy research priorities in adult patients. Intensive Care Med Exp，2021，9(1)：10.

[32] FENG M，MCSPARRON JI，KIEN DT，et al. Transthoracic echocardiography and mor-tality in sepsis：analysis of the MIMIC-Ⅲ database. Intensive Care Med，2018，44(6)：884-892.

[33] YU K，ZHANG S，CCUGDT STUDY GROUP，et al. Critical care ultrasound goal-di-rected versus early goal-directed therapy in septic shock. Intensive Care Med，2022，48(1)：121-123.

[34] SHI R，HAMZAOUI O，DE VITA N，et al. Vasopressors in septic shock：which，when，and how much? Ann Transl Med，2020，8(12)：794.

[35] ABDELLATIF S，HLADKOWICZ E，LALU MM，et al. Patient prioritization of routine and patient-reported postoperative outcome measures：a prospective，nested crosssectional study. Can J Anaesth，2022，69(6)：693-703.

[36] IDA M，NAITO Y，TANAKA Y，et al. Factors associated with functional disability or mortality after elective noncardiac surgery：a prospective cohort study. Can J Anaesth，2022，69(6)：704-714.

第十章　内毒素血症的临床管理：
感染源控制

Silvia Pierantozzi，Tiziana Principi，Salomone Di Saverio

石　晨　译　姚立农　校

第一节　引言

近年来，有关脓毒症患者感染源控制的问题在各种指南和随机试验中都有争论和探讨。"感染源控制"指用于控制侵袭性感染病灶和恢复受影响区域最佳功能的所有物理措施[1]。恰当的感染源控制是脓毒症和脓毒性休克治疗的关键原则[2]。感染源控制最可行、最有效的是腹腔感染和软组织感染。感染源控制的具体措施常包括脓肿引流、感染坏死组织清创、潜在感染装置的去除以及微生物污染源的有效控制[3]。需要进行感染源控制的感染灶包括腹腔脓肿、胃肠道穿孔、肠缺血或肠扭转、胆管炎、胆囊炎、尿路梗阻或脓肿引起的肾盂肾炎、坏死性软组织感染、其他深部感染（如脓胸或化脓性关节炎）以及植入装置感染[3]。

第二节　感染源控制时机

近期的观察性和群组随机研究表明感染源控制与生存率提高有关[4]。脓毒性休克初始复苏后应尽快进行感染源控制[5, 6]。虽然这方面数据有限，尚无法明确制订关于实施感染源控制的具体时间表，但仍有少量研究表明，在休克复苏后 6~12 小时内进行感染源控制对患者是有利的[5-8]。多数研究表明，超过该时间点后患者的存活率会降低。

Kim 等证实进行过感染源控制的脓毒性休克患者 28 天死亡率更低，但感染源控制开始时间与 28 天死亡率之间没有关联[8, 9]。2021 年《拯救脓毒症运动》指南建议，感染源控制的目标时间（即确诊脓毒症后不超过 6~12 小时）对大多数病例来说是足够的[2]。但是，SSC 指南采用的研究仅包含单一病种，并且其中每项研究中对快速感染源控制的定义都不尽相同[7, 9, 10]。

一项包括 1011 例严重脓毒症或脓毒性休克的危重患者的前瞻性观察性研究证实，最初 6 小时内进行感染源控制可使 28 天死亡率降低 16%[6]。另一项前瞻性观察性研究发现[11]，即使在调整了混杂因素（接受感染源控制的患者年龄较大，有休克的比例较高）后，感染源控制患者的死亡率也显著降低。然而，研究者无法证明感染源控制是时间依赖性的。接受早期感染源控制的患者同时也接受了更好的早期复苏，这表明这些患者可能病情更重，可是他们发现接受早期感染源控制的患者和接受晚期感染源控制的患者在基线特征上却没有显著差异。另外，即使早期管理再好，接受早期感染源控制的患者的死亡率却与接受晚期感染源控制的患者相似。研究团队认为最可能的解释是，在接受早期感染源控制的患者中，感染源控制对于他们来说更为紧迫，而多变量分析未能区分这一混杂因素。

严重脓毒症患者感染源控制延迟至少有三个原因：①小的感染灶起初可能在临床上并不明显；②有意进行感染源控制的医生可能会推迟病情稳定患者的手术以避免紧急感染源控制；③推迟手术以使坏死组织在解剖学上更局限，改善手术效果（例如坏死性胰腺炎）[12]。

确定早期与晚期感染源控制的影响需要在更同质的患者群体和特定感染源中进行严格的随机化和前瞻性试验[13, 14]。临床经验表明，如果没有充分的感染源控制，尽管进行了快速复苏并提供了适当的抗菌药物，许多严重的临床表现仍不会稳定或得到改善。Tellor 等研究表明，不充分的感染源控制和不恰当的抗生素使用是死亡率的独立预测因素[10]。缺乏足够的感染源控制是死亡率的最强预测因素，这与复杂腹腔内感染的分析结果一致[14]。

怎样才算是真正"充分"的感染源控制是有争议的。总的来说，笔者认为正如Marshall 所描述的那样，感染源控制的目的是引流积聚的脓液，对感染组织进行清创，避免污染进一步加重[15]。近年来人们越来越认识到，微小侵入性技术可以实现充分的感染源控制。例如，只要能满足清除大量微生物培养基和防止持续污染的目标，经皮穿刺引流积聚的脓液是一种很好的感染源控制手段[14]。

第三节　腹腔内感染

感染源控制的时机和充分性在腹腔内感染（intra-abdominal infections，IAIs）管理中很重要，延迟或者不充分的干预都会对患者预后产生严重不良影响，尤其是在危重症患者中。

IAIs（腹腔内感染）包括几种不同的病理状况，通常分为简单型和复杂型[16]。简单型 IAIs 指感染只涉及单个器官，不会涉及腹膜。此类感染可通过手术进行感染源控制或单纯使用抗生素治疗。复杂型 IAIs（complex IAIs，cIAIs）指感染蔓延到器官以外，导致局限性腹膜炎或弥漫性腹膜炎。复杂腹腔内感染的治疗包括感染源控制和抗生素治疗。腹膜炎分为原发性、继发性或第三类腹膜炎[16]。原发性腹膜炎是一种弥漫性细菌感染，在手术探查过程中没有可识别的感染源，胃肠道完整性存在，这种情况很少见，主要发生在婴儿期、儿童早期以及肝硬化患者中。继发性腹膜炎是腹膜炎最常见的形式，是由胃肠道完整性丧失或脏器感染引起的急性腹膜感染。它是由感染的腹腔脏器直接侵入胃肠道引起的穿孔。吻合口破裂是术后继发性腹膜炎的常见原因。第三类腹膜炎是原发性或继发性腹膜炎后腹腔的复发性感染。它是继发性腹膜炎的并发症，也称为"进展性腹膜炎"或"持续性腹膜炎"[17]。干预的主要目的包括确定腹膜炎的原因、充分引流、控制腹部感染来源。

IAIs 主要依靠临床诊断。通常表现为快速发作的腹痛以及局部和全身炎症、低血压和低灌注征象，如少尿、急性神志变化、乳酸酸中毒等都表明患者存在进行性的器官衰竭。体格检查不足以鉴别诊断，也不能指导决策诊疗计划，包括进一步的诊断测试、是否需要启动抗生素治疗以及是否需要紧急干预。炎症标志物如 C 反应蛋白（CRP）和降钙素原（PCT）已被用于细菌感染的诊断。CRP 是一种在炎症过程中迅速释放的急性期蛋白质。由于全身细菌感染通常与炎症反应有关，因此它是感染和炎症的间接标志物[18]。PCT 在细菌和真菌感染的情况下迅速升高，但在病毒感染或非感染性炎症的情况下不会升高[19]。过去二十年间，超声和计算机断层扫描已被广泛用于 IAIs 的临床评估。

一、阑尾炎

急性阑尾炎（acute appendicitis，AA）是世界范围内最常见的普通外科急症之一，也是腹腔内脓毒症最常见的原因。虽然已知一些因素会引发阑尾炎或与阑尾炎相关[20]，但具体原因仍不清楚[6]。新近的理论多集中于遗传因素、环境影响和感染。阑尾穿孔率从 16% 到 40% 不等，年轻组（40%~57%）和 50 岁以上患者（55%~70%）的穿孔率更高[21]。与非穿孔 AA 相比，阑尾穿孔与并发症和死亡率增加有关。急性非坏疽性 AA 的死亡率低于 0.1%，坏疽性 AA 死亡风险上升至 0.6%。穿孔 AA 的死亡率更高，约为 5%。自 19 世纪以来，阑尾切除术一直是最为广泛接受的治疗方法。

但是，目前的证据表明，腹腔镜阑尾切除术（laparoscopic appendectomy，LA）是最有效的外科治疗方法。与开放式阑尾切除术相比，它具有较低的伤口感染率和术后并发症发生率、较短的住院时间和更好的生活质量[22]。

大量随机对照试验的系统综述和荟萃分析表明，大多数非复杂性 AA 患者可采用抗生素优先的保守方法进行治疗[23]。非手术方法的成功需要仔细筛选患者并排除坏疽性 AA、脓肿和弥漫性腹膜炎患者。

非复杂性急性 AA 患者中，抗生素优先策略是安全和有效的。未进行手术切除患者 5 年后复发的风险高达 39%。

非复杂性急性 AA 患者入院后手术干预延迟至 24 小时是安全的，并不会增加成人患者的并发症和（或）穿孔率。非复杂性急性 AA 的手术尽可能减少延期以获得患者更好的舒适度等。几篇比较腹腔镜阑尾切除术（LA）和开放性阑尾切除术的系统综述表明，腹腔镜治疗 AA 通常需要更长的手术时间和更高的手术费用，但是可以减少术后疼痛，缩短住院时间，并可以使患者更早地恢复工作和体力活动[24]。

二、胆囊炎

普通人群中胆结石的总体发生率为 10%~15%，其中 20%~40% 的人会出现与胆结石相关的并发症，每年发生率为 1%~3%；10%~15% 的患者主要表现为急性结石性胆囊炎（acute calculous cholecystitis，ACC）[25]。胆囊切除术是 ACC 最常见的治疗方法，也是大多数患者治疗胆结石疾病的标准疗法。对症状轻微的急性胆囊炎患者（即没有腹膜炎或临床状况恶化的患者）通常采用补液、镇痛和抗生素等进行保守治疗，而中重度症状的胆囊炎患者或有些轻度症状的急性胆囊炎患者更偏向手术治疗，腹腔镜胆囊切除术优于开放式胆囊切除术[26]。非复杂性胆囊切除术的最佳时机是在入院后 7 天内或者症状出现后 10 天内。

急性胆管炎以往有较高的死亡率[27]。自从内镜下逆行胰胆管造影术（endoscopic retrograde cholangiopancreatography，ERCP）用于胆道减压后，急性胆管炎的死亡率一直在下降（从 88% 降至 < 10%）。若 ERCP 治疗失败，可使用替代疗法如经皮肝穿刺胆道引流和（或）手术减压，但这些治疗方式的并发症明显增多[28]。Lee 等证实，急性细菌性胆管炎发生器官衰竭，特别是急性肾损伤和脓毒性休克后患者结局更差[29]。研究表明，早期行 ERCP 可降低胆管炎以及合并胆源性胰腺炎患者的死亡率[30]。Khashab 等报道，急性胆管炎的患者延迟 > 72 小时进行 ERCP 感染源控制与患者死亡、持续性器官衰竭和 ICU 住院时间等预后显著相关[18]。Jang 等发现，合并胆总管结石的轻中度胆管炎患者，24 小时内进行 ERCP 的住院时间更短[31]。Karvellas 等证实，发生脓毒性休克后 > 12 小时进行内镜胆道减压和抗菌治疗延迟都与不良预后显著相关，提示早期开始抗菌治疗和紧急胆道减压（12 小时内）可能会改善该类高危患者群体的预后[32]。

三、穿孔

消化道穿孔并发脓毒性休克时具有较高发病率和死亡率。穿孔后手术治疗的最佳时机很难确定。一般认为，手术前必须保证循环的稳定[3]，但是，延迟手术可能会导致患者脓毒症死亡[14]。消化性溃疡穿孔（perforated peptic ulcer，PPU）是消化性溃疡的一种并发症。据估计，发病率为 6~7/10 万[33]，死亡率高达 25%~30%[34, 35]。PPU 手术延迟是公认的预后不良因素之一，但证据来源的研究都存在高偏倚风险[36]，而且没有研究评估手术每延迟 1 小时与不良预后之间的关系。

Buck 等证实，从入院到手术每延迟 1 小时，存活率就会降低 2.4%[37]。

十二指肠穿孔是一种罕见但可能危及生命的疾病，死亡率在 8%~25% 之间[38]。近年来，消化性溃疡的发病率有所下降，部分原因是质子泵抑制剂（proton pump inhibitors，PPIs）的使用和幽门螺杆菌的根除治疗。十二指肠穿孔的治疗包括保守治疗、内镜治疗和手术治疗，治疗类型应该是个体化的，主要取决于损伤的机制、时间、位置和程度以及患者的临床条件。

急性左侧结肠憩室炎（acute left colonic diverticulitis，ALCD）在西方国家很常见，随着生活方式的改变，其发病率在世界各地都在增加[39]。从简单的黏液性憩室炎到复杂的憩室炎，如脓肿和（或）穿孔，ALCD 的病情逐渐加重。ALCD 的诊断主要依赖临床病史和体征（左下腹急性疼痛或压痛）、实验室炎症标志物（CRP 和 WBC），以及放射学检查结果（增强 CT 扫描）。免疫力低下的患者非手术治疗往往效果不佳，大多数需要紧急手术干预，而且死亡率较高[40]。

对 CT 上表现为结肠外积气的患者，很多指南建议进行抗生素治疗。但是，一旦发生脓毒症，死亡率较高，因此临床上需高度警惕病情恶化，随时准备手术治疗以控制感染源。世界急诊外科学会（World Society of Emergency Surgery，WSES）专家小组也建议对有结肠外周积气的患者进行抗生素治疗[41]。15%~20% 的急性憩室炎 CT 扫描会有脓肿，针对脓肿的治疗必须使用抗生素。如果脓肿的大小比较局限，单纯全身使用抗生素治疗是安全有效的，能够消除脓肿并控制急性炎症反应，失败率为 20%，死亡率为 0.6%[42]。当脓肿直径较大时，抗生素往往无法在脓肿内达到足够浓度，导致失败率增加。当脓肿大小为 4~5cm 时，单纯使用抗生素的疗效有限，需联合进行经皮穿刺引流[43]。当患者的临床状态尚可且经皮穿刺引流有困难时，仍可考虑单纯进行抗生素治疗，但是，必须进行严密的临床监测。对全身反应明显的腹膜炎患者，建议仔细确定是否需要进行腹腔镜腹膜灌洗和引流，包括通过腹腔镜抽吸脓液，然后进行腹腔灌洗，留置腹腔引流管并长期保留。危重患者和合并多种并发症的患者可采用 Hartmann 手术（HP）控制弥漫性腹膜炎，对憩室穿孔导致弥漫性腹膜炎且病情不稳定的患者分期进行损伤控制手术（damage control surgery，DCS）。

Azuhata 等提出，根据早期目标导向治疗（early goal directed therapy，EGDT）方案进行初始液体复苏，血流动力学稳定后立即进行感染源控制手术（早期感染源控制），如此可以改善胃肠道穿孔后脓毒性休克患者的预后[5]。后续临床研究表明，2 小时内实施手术的患者，60 天存活率为 98%。随着手术开始时间的推迟，延迟 6 小时以上组的存活率下降为 0%。

四、软组织和皮肤感染

软组织和皮肤感染是严重脓毒症和脓毒性休克的第三大常见原因，仅次于肺炎和腹腔内感染[44]，也是对感染源控制措施效果最明显的感染类型。

皮肤和软组织感染（skin and soft tissue infections，SSTIs）是涉及皮肤和皮下组织、筋膜及肌肉的病理变化，包括简单的浅表感染及严重的坏死性感染。

根据致病微生物、范围或临床症状，该组疾病的表现不尽相同。根据脓毒性休克是否存在以及是否需要紧急手术以实现感染源控制的分类研究表明[45]，发生脓毒症和治疗不充分是较差结局的主要原因。感染源控制的方法包括局部处理、切开引流、清创术和截肢（图 10.1）。

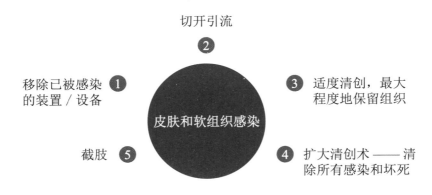

图 10.1　皮肤和软组织感染

坏死性软组织感染（necrotizing soft tissue infection，NSTI）可由多种微生物（Ⅰ型）或单一微生物（Ⅱ型）引起。单一微生物感染占 NSTI 的 10%，最常见的是 A 组 β-溶血性链球菌，尤其是化脓性链球菌的产毒菌株。其他不太常见的包括海洋环境中发现的创伤（海洋）弧菌（Ⅲ型 NSTI）、在淡水或低盐水中发现的嗜水气单胞菌和产气荚膜梭菌。大多数 NSTI 是多种微生物感染，为葡萄球菌、链球菌、大肠杆菌、脆弱拟杆菌或梭菌等细菌的组合。

一旦怀疑 NSTI 的诊断，应立即应用能覆盖革兰氏阴性、革兰氏阳性和厌氧菌的广谱抗生素，并持续治疗直到实现充分的感染源控制。

早期手术清创以彻底清除坏死组织为目的，对降低 NSTI 患者死亡率和减少并发症至关重要，也是影响坏死性感染预后的决定因素。Bilton 等的研究充分证实，早期、彻底手术清创的 NSTI 患者死亡率为 4.2%，而延迟或清创不彻底的患者死亡率为 38%，再次表明 NSTI 患者感染源控制延迟与更高死亡率相关[46]。

一项对 121 例创伤（海洋）弧菌相关坏死性感染的回顾性研究发现，将入院后 12 小时内、12~24 小时与＞ 24 小时进行手术治疗的患者比较，入院后 12 小时内手术治疗可显著降低死亡率[47]。另一项同时包含成人和儿童患者在内的综述也支持早期（＜ 12 小时）NSTI 清创术可有效降低死亡率[48]。

指南建议在早期清创或延迟清创后 12~24 小时内需进行感染灶再次探查，同时再次评估坏死性感染的变化。如果感染局部或全身症状明显变差，或者实验室数据提示显著恶化，应在初次手术后至少 12~24 小时或更早进行一次有计划的再次探查。

第四节　胸膜腔感染

胸膜腔感染是肺炎的一种常见并发症，英国和美国每年的发病数总计高达 80 000 例，相关的并发症和死亡率也很高：英国 20% 的脓胸患者死亡，约 20% 的脓胸患者需要手术作为感染源控制的主要措施[49]。近年来，ICU 脓毒性休克患者普遍应用床旁超声判断胸腔积液的变化情况。指南建议首先采用床旁超声进行判断，然后进行诊断性胸腔穿刺，必要时留置胸腔引流管。慢性或包裹性脓胸建议行视频辅助胸腔镜手术或开胸手术[50]（图 10.2）。

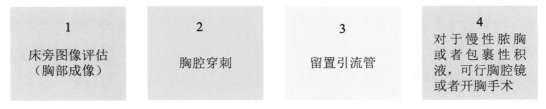

| 1
床旁图像评估
（胸部成像） | 2
胸腔穿刺 | 3
留置引流管 | 4
对于慢性脓胸或者包裹性积液，可行胸腔镜或者开胸手术 |

图 10.2 胸膜腔感染

第五节 结论

脓毒性休克是一种时间依赖性的急症，需要多学科方法来改善结局、降低发病率和死亡率，应在确诊后最初几个小时内采取一切可能的策略控制感染源。

参考文献

［1］ MARSHALL JC，AL NAQBI A. Principles of source control in the management of sepsis. Crit Care Clin，2009，25（4）：753-768，viii-ix.

［2］ EVANS L，RHODES A，ALHAZZANI W，et al. Surviving sepsis campaign：international guidelines for management of sepsis and septic shock 2021. Crit Care Med，2021，49（11）：e1063-e1143.

［3］ JIMENEZ MF，MARSHALL JC；International Sepsis Forum. Source control in the management of sepsis. Intensive Care Med，2001，27（Suppl 1）：S49-62.

［4］ BLOOS F，RUDDEL H，THOMAS-RUDDEL D，et al. Effect of a multifaceted educational intervention for anti-infectious measures on sepsis mortality：a cluster randomized trial. Intensive Care Med，2017，43（11）：1602-1612.

[5] AZUHATA T，KINOSHITA K，KAWANO D，et al. Time from admission to initiation of surgery for source control is a critical determinant of survival in patients with gastrointestinal perforation with associated septic shock. Crit Care，2014，18(3)：R87.

[6] BLOOS F，THOMAS-RUDDEL D，RUDDEL H，et al. Impact of compliance with infection management guidelines on outcome in patients with severe sepsis：a prospective observational multi-center study. Crit Care，2014，18(2)：R42.

[7] MOSS RL，MUSEMECHE CA，KOSLOSKE AM. Necrotizing fasciitis in children：prompt recognition and aggressive therapy improve survival. J Pediatr Surg，1996，31(8)：1142-1146.

[8] WONG CH，CHANG HC，PASUPATHY S，et al. Necrotizing fasciitis：clinical presentation，microbiology，and determinants of mortality. J Bone Joint Surg Am，2003，85(8)：1454-1460.

[9] KIM H，CHUNG SP，CHOI SH，et al. Impact of timing to source control in patients with septic shock：a prospective multi-center observational study. J Crit Care，2019，53：176-182.

[10] TELLOR B，SKRUPKYLP，SYMONS W，et al. Inadequate source control and inappropriate antibiotics are key determinants of mortality in patients with intra-abdominal sepsis and associated bacteremia. Surg Infect，2015，16(6)：785-793.

[11] MARTINEZ ML，FERRER R，TORRENTS E，et al. Impact of source control in patients with severe sepsis and septic shock. Crit Care Med，2017，45(1)：11-19.

[12] HARTWIG W，MAKSAN SM，FOITZIK T，et al. Reduction in mortality with delayed surgical therapy of severe pancreatitis. J Gastrointest Surg，2002，6(3)：481-487.

[13] OPAL SM，DELLINGER RP，VINCENT JL，et al. The next generation of sepsis clinical trial designs：what is next after the demise of recombinant human activated protein C?*. Crit Care Med，2014，42(7)：1714-1721.

[14] SOLOMKIN JS, MAZUSKI JE, BRADLEY JS, et al. Diagnosis and management of complicated intra-abdominal infection in adults and children: guidelines by the Surgical Infection Society and the Infectious Diseases Society of America. Surg Infect, 2010, 11(1): 79-109.

[15] MARSHALL JC. Intra-abdominal infections. Microbes Infect, 2004, 6(11): 1015-1025.

[16] SARTELLI M. A focus on intra-abdominal infections. World J Emerg Surg, 2010, 5: 9.

[17] MONTRAVERSP, DUFOUR G, GUGLIELMINOTTI J, et al. Dynamic changes of microbial flora and therapeutic consequences in persistent peritonitis. Crit Care, 2015, 19: 70.

[18] KHASHAB MA, TARIQ A, TARIQ U, et al. Delayed and unsuccessful endoscopic retrograde cholangiopancreatography are associated with worse outcomes in patients with acute cholangitis. Clin Gastroenterol Hepatol, 2012, 10(10): 1157-1161.

[19] SPOTO S, V ALERIANI E, CAPUTO D, et al. The role of procalcitonin in the diagnosis of bacterial infection after major abdominal surgery: advantage from daily measurement. Medicine (Baltimore), 2018, 97(3): e9496.

[20] LAMPS LW. Infectious causes of appendicitis. Infect Dis Clin N Am, 2010, 24(4): 995-1018, ix-x.

[21] LIVINGSTON EH, WOODWARD W A, SAROSI GA, et al. Disconnect between incidence of non-perforated and perforated appendicitis: implications for pathophysiology and management. Ann Surg, 2007, 245(6): 886-892.

[22] JASCHINSKI T, MOSCH C, EIKERMANN M, et al. Laparoscopic versus open appendectomy in patients with suspected appendicitis: a systematic review of meta-analyses of randomised controlled trials. BMC Gastroenterol, 2015, 15: 48.

[23] PODDA M, GERARDI C, CILLARA N, et al. Antibiotic treatment and appendectomy for uncomplicated acute appendicitis in adults and children: a systematic review and me-

ta-analysis. Ann Surg，2019，270（6）：1028-1040.

[24] LI X，ZHANG J，SANG L，et al. Laparoscopic versus conventional appendectomy--a meta-analysis of randomized controlled trials. BMC Gastroenterol，2010，10：129.

[25] MONTRAVERSP，DUPONT H，GAUZIT R，et al. Candida as a risk factor for mortality in peritonitis. Crit Care Med，2006，34（3）：646-652.

[26] LAGUNES L，REY-PEREZ A，MARTIN-GOMEZ MT，et al. Association between source control and mortality in 258 patients with intra-abdominal candidiasis：a retrospective multi-centric analysis comparing intensive care versus surgical wards in Spain. Eur J Clin Microbiol Infect Dis，2017，36（1）：95-104.

[27] MOSLER P. Diagnosis and management of acute cholangitis. Curr Gastroenterol Rep，2011，13（2）：166-172.

[28] SUGIYAMA M，ATOMIY. Treatment of acute cholangitis due to choledocholithiasis in elderly and younger patients. Arch Surg，1997，132（10）：1129-1133.

[29] LEE CC，CHANG IJ，LAI YC，et al. Epidemiology and prognostic determinants of patients with bacteremic cholecystitis or cholangitis. Am J Gastroenterol，2007，102（3）：563-569.

[30] JAMES PD，KAPLAN GG，MYERS RP，et al. Decreasing mortality from acute biliary diseases that require endoscopic retrograde cholangiopancreatography：a nationwide cohort study. Clin Gastroenterol Hepatol，2014，12（7）：1151-1159.e6.

[31] JANG SE，PARK SW，LEE BS，et al. Management for CBD stone-related mild to moderate acute cholangitis：urgent versus elective ERCP . Dig Dis Sci，2013，58（7）：2082-2087.

[32] KARVELLAS CJ，ABRALDES JG，ZEPEDA-GOMEZ S，et al. The impact of delayed biliary decompression and anti-microbial therapy in 260 patients with cholangitis-associated septic shock. Aliment Pharmacol Ther，2016，44（7）：755-766.

[33] MOLLER MH，ADAMSEN S，THOMSEN RW，et al. Multicentre trial of a perioperative protocol to reduce mortality in patients with peptic ulcer perforation. Br J Surg，2011，98(6)：802-810.

[34] MOLLER MH，LARSSON HJ，ROSENSTOCK S，et al. Quality-of-care initiative in patients treated surgically for perforated peptic ulcer. Br J Surg，2013，100(4)：543-552.

[35] BLOMGREN LG. Perforated peptic ulcer：long-term results after simple closure in the elderly. World J Surg，1997，21(4)：412-414，discussion 414-415.

[36] GUYATT GH，OXMAN AD，VIST G，et al. GRADE guide-lines：4. Rating the quality of evidence--study limitations (risk of bias). J Clin Epidemiol，2011，64(4)：407-415.

[37] BUCK DL，V ESTER-ANDERSEN M，MOLLER MH，et al. Surgical delay is a critical determinant of survival in perforated peptic ulcer. Br J Surg，2013，100(8)：1045-1049.

[38] MACHADO NO. Management of duodenal perforation post-endoscopic retrograde cholangiopancreatography. When and whom to operate and what factors determine the outcome? Areview article. JOP，2012，13(1)：18-25.

[39] DALLA V ALLE R，CAPOCASALE E，MAZZONI MP，et al. Acute diverticulitis with colon perforation in renal transplantation. Transplant Proc，2005，37(6)：2507-2510.

[40] BORDEIANOU L，HODIN R. Controversies in the surgical management of sigmoid diverticulitis. J Gastrointest Surg，2007，11(4)：542-548.

[41] SARTELLI M，MOORE FA，ANSALONI L，et al. A proposal for a CT driven classification of left colon acute diverticulitis. World J Emerg Surg，2015，10：3.

[42] GREGERSEN R，MORTENSEN LQ，BURCHARTH J，et al. Treatment of patients with acute colonic diverticulitis complicated by abscess formation：a systematic review. Int J Surg，2016，35：201-208.

[43] BRANDT D，GERVAZP,DURMISHI Y，et al. Percutaneous CT scan-guided drainage vs. antibiotherapy alone for Hinchey Ⅱ diverticulitis：a case-control study. Dis Colon Rectum，

2006，49（10）：1533-1538.

[44] SHEN HN，LU CL. Skin and soft tissue infections in hospitalized and critically ill patients：a nationwide population-based study. BMC Infect Dis，2010，10：151.

[45] MARWICK C，BROOMHALL J，MCCOWAN C，et al. Severity assessment of skin and soft tissue infections：cohort study of management and outcomes for hospitalized patients. J AntimicrobChemother，2011，66（2）：387-397.

[46] BILTON BD，ZIBARI GB，MCMILLAN RW，et al. Aggressive surgical management of necrotizing fasciitis serves to decrease mortality：a retrospective study. Am Surg，1998，64（5）：397-401.

[47] CHAO WN，TSAI CF，CHANG HR，et al. Impact of timing of surgery on outcome of Vibrio vulnificus-related necrotizing fasciitis. Am J Surg，2013，206（1）：32-39.

[48] GELBARD RB，FERRADA P，YEH DD，et al. Optimal timing of initial debridement for necrotizing soft tissue infection：a Practice Management Guideline from the Eastern Association for the Surgery of Trauma. J Trauma Acute Care Surg，2018，85（1）：208-214.

[49] FINLEY C，CLIFTON J，FITZGERALD JM，et al. Empyema：an increasing concern in Canada. Can Respir J，2008，15（2）：85-89.

[50] SCARCI M，ABAH U，SOLLI P，et al. EACTS expert consensus statement for surgical management of pleural empyema. Eur J Cardiothorac Surg，2015，48（5）：642-653.

第十一章　内毒素血症的临床处理：DIC 的治疗

Franco Turani，Gabriele Barettin，Silvia Busatti，Fabrizio Vannicola

保吉燕　译　朱长亮　校

第一节　引言

弥散性血管内凝血（DIC）是一种严重的临床综合征，会引起循环血液中凝血功能和纤溶系统的大量激活[1, 2]。其特征是器官衰竭和出血倾向。DIC 的病理特点是由不同基础疾病引起的凝血功能紊乱，从而导致毛细血管内微血栓形成。Chan等修订了上述定义，并提出了一个统一的理论，认为脓毒症诱发的 DIC，其产生的主要原因是超大型血管性血友病因子（ultra large von willebrand factors，ULVWF）的激活而导致微血栓形成，并提出了内皮病相关血管微血栓疾病（endotheliopathy-associated vascular microthrombotic disease，EA-VMTD）的新定义[3, 4]。

第二节　病理生理学

一、凝血级联反应

诱发 DIC 的原因是多因素的，其中第一个关键因素是通过不同机制激活了组织因子（tissue factor，TF）。TF 在许多细胞中都有表达，如巨噬细胞、单核细胞、中性粒细胞和内皮细胞[5]。在脓毒症中，促炎细胞因子、病原体相关分子（如内毒素）或损伤相关分子（如细胞裂解产物）通过 Toll 样受体作用于单核／巨噬细胞并激活TF[6]。TF 在脓毒症恶化时上调，并通过激活Ⅶ因子和凝血酶诱导凝血。Yang X 等证明 TF 和Ⅶ因子的激活同时也依赖于 gasdermin 蛋白，此蛋白通过半胱氨酸蛋白酶依赖性反应可诱导钙释放到巨噬细胞内[7, 8]。

第二个重要因素是脓毒症期间表达上调的超大型血管性血友病因子（ULVWF）激活了血小板。ULVWF 可以由活化的内皮释放，且不受抗血栓蛋白的抑制，如去整合金属蛋白酶 T3（a disintegrin and metallo-proteinases T3，ADAMS T3）[8]。这两种促凝因素可以导致微血管及大血管血栓的形成，再合并血流动力学紊乱，最终导致多器官功能衰竭[9]。

这些促凝因素与正常内皮细胞生理和纤溶过程的改变有关。糖萼、NO、血栓调节蛋白、蛋白 C、组织因子途径抑制剂和抗凝血酶Ⅲ维持正常的血管稳态，在脓毒症发生后，以上因子都会紊乱，并有助于血栓形成[10, 11]。

当血栓前状态及高纤维蛋白原血症状态被激活后，纤溶过程即发挥保护作用。菌血症和内毒素血症对凝血激活的最初反应是纤溶能力的增加，这是由于内皮释放组织型纤溶酶原激活剂（tissue-type plasminogen activator，tPA）的能力增强以及纤维蛋白加速 tPA 诱导的纤溶酶原激活[12]。然而，纤维蛋白溶解最主要的抑制剂如 PAI-1，在炎症反应过程中大量生成，并且通过凝血酶激活的纤溶抑制物（thrombin activatable fibrinolysis inhibitor，TAFI）的激活诱导血栓前状态[13-16]。

二、细胞因子、内毒素和凝血障碍

血小板功能障碍触发了最初的凝血过程，然后放大炎症和血栓前级联反应，从而加剧了凝血途径的激活。

血小板衍生的微粒（microparticles，MPs）由活化的血小板产生，并诱导 IL-1β、IL-6、IL-8、单核细胞趋化蛋白 -1（MCP-1）和单核细胞（IL-1β、TNF、IL-8）的释放。MPs 的促凝活性远强于活化的血小板，并与促炎介质的大量释放相关[17]。IL-6 可诱导 TF 表达，是参与凝血的主要物质。在不同的细胞水平上，它可以激活内皮细胞并损害抗凝机制[18, 19]。

然而，内毒素也会干扰凝血。一些相关研究得出不同的结论。体外和体内动物模型均证明了 LPS 可引起凝血[20, 21]。脓毒症患者的临床模型显示凝血时间和血栓形成时间缩短。血小板计数、血小板功能和常规凝血参数均不受内毒素浓度影响[22]。

与这些数据相反，Zacharowski 等观察到以消耗性凝血病为特征的血液学参数，包括血小板减少、纤维蛋白原消耗以及 VWF 和 PAI-1 的增加。这些数据与血栓弹力图评估的 R 和 K 时间的增加以及 MA 的减少显著相关[23]。

这些相互矛盾的数据可能源于不同的动物模型、不同的研究时间和不一致的实验室参数。

近几年，新冠病毒感染的流行使这一问题更加复杂化，因为感染期间的凝血反应与脓毒症模型又有新的相关问题，从而干扰了及时的诊断和治疗[24]。

第三节　DIC 的临床特征

DIC 可表现为隐匿性和代偿性凝血激活伴轻微止血功能障碍，也可表现为显性 DIC 伴出血和血栓形成，这取决于基础疾病、凝血激活的强度和天然抗凝途径的缺陷。在脓毒症患者中，可能包括微血管血栓形成和大血管血栓形成[25]。

一、ICU 患者 DIC 的鉴别诊断

尽管许多临床病理情况均可以导致血小板减少，但需要对其鉴别以便采取不同的治疗手段[26]。

首先必须排除原发性假性血小板减少症。其次，应排除影响血小板功能及血液系统功能的药物。此外，一些临床事件，如大量失血和血液稀释，也会导致血小板数量减少。许多体外治疗也可以干扰凝血系统同时激活炎症反应。应排除免疫介导的疾病和输血导致的紫癜。肾脏和肝脏疾病可引起脾功能亢进和溶血性尿毒症综合征。最后，也必须排除骨髓增生异常综合征、癌症和 HTCP 的可能。

二、诊断

1. 实验室检查

实验室检查是 ICU 患者确诊 DIC 的重要手段。Levi M 等修订了诊断 DIC 的主要标准[27]。

目前，国际血栓与止血学会（international society on thrombosis and haemostasis，ISTH）、日本卫生福利部（Japan ministry of health and welfare，JMHW）、日本急诊医学学会（Japanese association for acute medicine，JAAM）、英国血液学标

准委员会（British committee for standards in haematology，BCSH）和意大利血栓和止血学会均制订了各自的 DIC 诊断评分系统。鉴于上述评分系统均存在诊断延迟的缺点，近期又提出了脓毒症相关凝血病（sepsis-induced coagulopathy，SIC）的诊断标准，专门用于诊断脓毒性休克诱发的 DIC。

SIC 包含存在器官功能障碍、血小板计数下降、PT-INR 值升高三个部分，一些研究显示该评价系统的分数具有很高的预测价值。

2. 血栓弹力图

血栓弹力图（thromboelastography，TEG）是一种实时检测，可快速评估体内凝血状态，包括反应时间（R）、血凝块形成速度（K）、α 角、最大振幅（MA）和血块溶解速率（LY30）。R：从检测开始到血凝块开始形成的时间，定义为曲线开口达到 2mm 的时间，反映形成凝血酶的能力，取决于凝血因子的浓度和功能。K：从血凝块开始形成到血凝块达到一定强度的时间，定义为曲线开口达到 20mm，反映最初的纤维蛋白沉积和交联的速度，取决于纤维蛋白原的活性和浓度。α 角：和 K 密切相关的从血凝块开始形成点到血凝块形成达到最大速率点连线和横坐标成的角，是纤维蛋白沉积、交联和凝血酶生成的最大速度，主要取决于纤维蛋白原的浓度。MA：曲线开口达到最大时的振幅，代表了血凝块的最大机械强度，主要与血小板浓度、血小板膜糖蛋白 GP Ⅱ b/Ⅲ a 交联、纤维蛋白交联以及血块收缩有关。凝血指数（CI）是一个计算后的值：

$$CI = -0.2454R + 0.0184K + 0.1655MA - 0.0241\alpha - 5.0220$$

CI 用来反映整体的凝血状况。LY30 是指达到最大振幅后 30 分钟振幅减少的百分率，主要和血样中是否存在纤溶酶原及其活性有关。

TEG 常用于心脏手术、神经外科手术、创伤和肝脏手术中的凝血功能的检测，但很少用于评估脓毒症患者的凝血功能障碍。

但是，TEG 既能帮助快速识别入院患者是否存在发生 DIC 的风险，也能进一步有助于凝血障碍的患者进行针对性治疗。此外，在体外治疗的管理过程中，根据新的临床情况（例如使用肝素期间引起的血小板减少），TEG 对于滴定抗凝剂剂量及抗凝药物的选择至关重要。最近，两项研究结果表明 MA 下降（＜ 60mm）、K 时间延长、α 角减小和 R 值增加是脓毒症患者早期 DIC 的预测因素[28]。

治疗 DIC 的基础是消除潜在的致病因素。但即便对原发疾病进行适当治疗后，DIC 通常也会进展。理想情况下，对 DIC 的有效治疗应先明确患者是处于纤溶亢进阶段还是纤溶抑制阶段，从而区分血栓前状态和低纤维蛋白原血症。但是实验室诊断对于两者的区分并不可靠，同时脓毒症相关 DIC 的治疗也仍然存在争议[29]。

第四节　脓毒症 DIC 期间的体外支持和凝血反应

体外血液净化技术越来越多地应用于伴有器官衰竭的脓毒症患者，包括可能发展为 DIC 的凝血功能障碍患者。血液净化必须使用抗凝剂来避免滤器和管路凝血。肝素或枸橼酸抗凝均对血小板和凝血因子有诸多影响，进而可能导致病情恶化。最近，Villa 等进行了一项多中心的前瞻性研究，结果表明 oXiris 膜发生过早凝血与诸多因素相关[30]。其中血液因素、抗凝剂以及促炎因子都可能导致滤器凝血，从而证实了凝血和炎症之间存在联系。因此当器官衰竭患者需要体外支持以确保最佳治疗时，必须仔细评估以上因素。

一项关于 oXiris 滤器对内毒素以及凝血功能影响的研究，共纳入了 Aurelia 医院和罗马欧洲医院 ICU 在 2012 年 1 月至 2020 年 9 月期间收治的 143 例脓毒性休克（脓毒症 3.0 定义）合并 AKI（AKIN 分级）的患者，其中 101 例患者接受了 oXiris 滤器的连续性肾脏替代治疗（continuous renal replacement therapy，CRRT）。对这些患者在 T_0（CRRT 起始时间）和 T_1（CRRT 进行 72 小时后）时进行内毒素、PAI-1、脓毒症相关凝血病（sepsis-induced coagulopathy，SIC）、TEG（Haemonetic 5~6）的检测及评估[31]。在 T_0 时所有患者均检测到内毒素，其数值为 0.73±0.14U。

T_0 时，8.5% 的患者 EAA 水平较低（＜ 0.39U），28% 的患者 EAA 水平中等（0.40~0.59U），63% 的患者 EAA 水平较高（＞ 0.60U），这证实了脓毒症合并

AKI 患者体内存在内毒素的大量释放。T_1 时，EAA 降至 $0.52\pm0.17U$（与 T_0 相比 $P < 0.01$）。此时，EAA 水平较高的患者百分比随着 EAA 的变化而降低。IL-6 的变化也反映了这种改善。血小板数量在一定程度上也与 EAA 水平相关（图 11.1）。T_0 时，有 19% 的患者符合 DIC 的实验室诊断，T_1 时为 22%（P=NS），但当通过 TEG 来评估是否为 DIC（MA < 60mm）时，仅 10% 的患者符合 DIC 诊断。这与近期的另一项研究不一致，在该研究中，所有脓毒性休克患者都有低凝的趋势，且 TEG 值都发生了变化。以上证实了在枸橼酸抗凝下使用 oXiris 滤器进行肾脏替代治疗的安全性，在 T_0 与 T_1 时 TEG 参数的一致性（表 11.1）。使用 TEG 评估为 DIC 的患者与非 DIC 患者相比，IL-6 和 EAA 水平降低不明显，从而证实了清除促炎介质可以改善凝血。最后，研究也评估了使用 oXiris 期间 PAI-1 的变化过程（图 11.2）。PAI-1 是脓毒症患者发生 DIC 的关键诱导因子，它由许多促炎介质触发，并增加脓毒症患者发生微血栓的风险。最新的证据表明，PAI-1 的过表达是脓毒症相关 DIC 的标志，因为脓毒症患者中纤维蛋白原降低较少见，而血小板减少和 PT 延长较多见[32]。PAI-1 水平在使用 oXiris 滤器治疗期间有所降低，原因可能是被滤器所吸附，这可能在一定程度上解释了患者凝血功能的稳定以及出血量减少（图 11.2）。

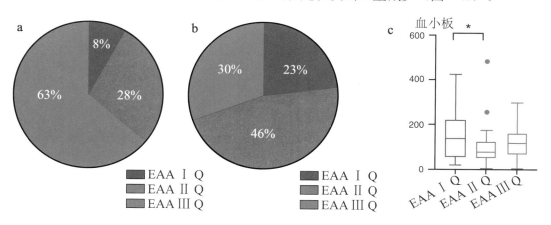

a、b 表示 oXiris 治疗对 EAA 活性的影响，T_0 时 EAA 活性较高的患者在 T_2 时下降了 50%，EAA 活性低的患者在 T_1 时增加了 30%；c 表示 oXiris 治疗对血小板数量的影响。

图 11.1　oXiris 对内毒素及凝血功能的影响

表 11.1   使用 oXiris 滤器的 RRT 期间的 TEG 参数

参数	T_0	T_1
R（min）	9.65±3	9.59±4
K（min）	2.1±0.5	3.7±0.9
α 角（°）	65±7	62±9
MA（mm）	65±5	59±8
K（min）	2.1±0.1	3±0.2

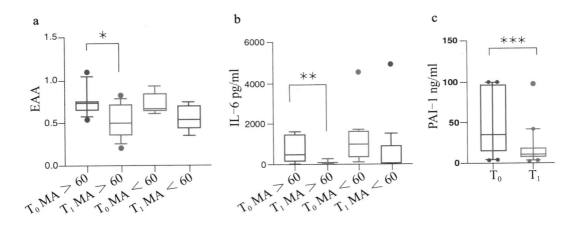

a、b 表示 TEG 评估为 DIC 的患者使用 oXiris 对 EAA 和 IL-6 变化的影响，其中对 IL-6 的作用更为显著。c 表示 TEG 评估为 DIC 的患者使用 oXiris 对 PAI-1 变化的影响，在所有未根据 MA 数据分层的患者中，PAI-1 的变化显示 oXiris 显著调节 PAI-1 的凝血酶原作用（$P < 0.01$）。

图 11.2   oXiris 对 EAA、IL-6、PAI-1 的影响

参考文献

[1] OKABAYASHI K，WADA H，OHTA S，et al. Hemostatic markers and the sepsis-related organ failure assessment score in patients with disseminated intravascular coagulation in an intensive care unit. Am J Hematol，2004，76(3)：225-229.

[2] GANDO S，SAITOH D，OGURA H，et al. Disseminated intravascular coagulation (DIC) diagnosed based on the Japanese Association for Acute Medicine criteria is a dependent continuum to overt DIC inpatients with sepsis. Thromb Res，2009，123(5)：715-718.

[3] CHANG JC. Hemostasis based on a novel 'two-path unifying theory' and classification of hemostatic disorders. Blood Coagul Fibrinolysis，2018，29(7)：573-584.

[4] CHANG JC. Thrombogenesis and thrombotic disorders based on 'two-path unifying theory of hemostasis'：philosophical，physiological，and phenotypical interpretation. Blood Coagul Fibrinolysis，2018，29(7)：585-595.

[5] CHANG JC. Disseminated intravascular coagulation：is it fact or fancy? Blood Coagul Fibrinolysis，2018，29(3)：330-337.

[6] ENGELMANN B，MASSBERG S. Thrombosis as an intravascular effector of innate immunity. Nat Rev Immunol，2013，13(1)：34-45.

[7] EVAVOLD CL，RUAN J，TAN Y，et al. The pore-forming protein gasdermin D regulates interleukin-1 secretion from living macrophages. Immunity，2018，48(1)：35-44.e6.

[8] YANG X，CHENG X，TANG Y，et al. Bacterial endotoxin activates the coagulation cascade through gasdermin D-dependent phosphatidylserine exposure. Immunity，2019，51(6)：983-996.e6.

[9] WADA H，THACHILJ，DINISIOM，et al. Guidance for diagnosis and treatment of DIC from harmonization of the recommendations from three guidelines. J Thromb Haemost，2013 Feb 4.

［10］DUPUY M. Injections de matièrecérébraledans les veines. Gaz Med Paris，1834，2：524.

［11］GILES AR，NESHEIM ME，MANN KG. Studies of Factors V and V Ⅲ：C in an animal model of disseminated intravascular coagulation. J Clin Invest，1984 Dec，74（6）：2219-2225.

［12］GANDO S，NANZAKI S，SASAKI S，et al. Signifcant correlations between tissue factor and thrombin markers in trauma and septic patients with disseminated intravascular coagulation. Thromb Haemost，1998，79（6）：1111-1115.

［13］AHAMED J，NIESSEN F，KUROKAWA T，et al. Regulation of macrophage procoagulant responses by the tissue factor cytoplasmic domain in endotoxemia. Blood，2007，109（12）：5251-5259.

［14］ASAKURA H. Classifying types of disseminated intravascular coagulation：clinical and animal models. J Intensive Care，2014，2（1）：20.

［15］MADOIWA S. Recent advances in disseminated intravascular coagulation：endothelial cells and fibrinolysis in sepsis-induced DIC. J Intensive Care，2015，3：8.

［16］HOSHINO K，KITAMURA T，NAKAMURA Y，et al. Usefulness of plasminogen activator inhibitor-1 as a predictive marker of mortality in sepsis. J Intensive Care，2017，5：42.

［17］SINAURIDZE EI，KIREEV DA，POPENKO NY，et al. Platelet microparticle membranes have 50- to 100-fold higher specific procoagulant activity than activated platelets. Thromb Haemost，2007，97（3）：425-434.

［18］NAKAMURA M，SHIMIZU Y，SATO Y，et al. Toll-like receptor 4 signal transduction inhibitor，M62812，suppresses endothelial cell and leukocyte activation and prevents lethal septic shock in mice. Eur J Pharmacol，2007，569（3）：237-243.

［19］CHONG DLW，SRISKANDAN S. Pro-infammatory mechanisms in sepsis. Contrib Microbiol，2011，17：86-107.

［20］MARSHALL JC，FOSTER D，VINCENT JL，et al. Diagnostic and prognostic implications of endotoxemia in critical illness: results of the MEDIC study. J Infect Dis，2004，190(3): 527-534.

[21] LEVI M，VAN DER POLL T. Inflammation and coagulation. Crit Care Med，2010，38(2 Suppl): S26-34.

[22] ESMON CT. The interactions between inflammation and coagulation. British Journal of Haematology，2005 Nov，131(4): 417-430.

[23] ZACHAROWSKI K，SUCKER C，ZACHAROWSKI P，et al. Thrombelastography for the monitoring of lipopolysaccharide induced activation of coagulation. Thromb Haemost，2006，95(3): 557-561.

[24] IBA T，LEVY JH，LEVI M，et al. Coagulopathy of coronavirus disease 2019. Crit Care Med，2020，48(9): 1358-1364.

[25] TAYLOR FB JR，TOH CH，HOOTS WK，et al. Scientifc Subcommittee on Disseminated Intravascular Coagulation (DIC) of the International Society on Thrombosis and Haemostasis (ISTH). Towards definition，clinical and laboratory criteria，and a scoring system for disseminated intravascular coagulation. Thromb Haemost，2001，86(5): 1327-1330.

[26] HUNT BJ. Bleeding and coagulopathies in critical care. N Engl J Med，2014，370(9): 847-859.

[27] LEVI M，TOH CH,THACHIL J，et al. Guidelines for the diagnosis and management of disseminated intravascular coagulation. British Committee for Standards in Haematology. Br J Haematol，2009，145(1): 24-33.

[28] KIM SM，KIM SI，YU G，et al. Role of thromboelastography as an early predictor of disseminated intravascular coagulation inpatients with septic shock. J Clin Med，2020，9(12): 3883.

[29] PAPAGEORGIOU C，JOURDI G，ADJAMBRIE，et al. Disseminated intravascular coagulation: an update on pathogenesis，diagnosis，and therapeutic strategies. Clin Appl

Thromb Hemost，2018，24（9_suppl）：8S-28S.

[30] VILLA G，FIOCCOLA A，MARI G，et al. A role of circuit clotting and strategies to prevent it during blood purification therapy with Oxiris membrane：an observational multicenter study. Blood Purif，2022，51：503-512.

[31] TURANIF，BARCHETTAR，FALCO M，et al. Continuous renal replacement therapy with the adsorbing filter Oxiris in septic patients：a case series. Blood Purif，2019，47（Suppl 3）：1-5.

[32] 39th International symposium on intensive care and emergency medicine. Crit Care，2019，23：72.

第十二章　内毒素血症的临床治疗：代谢和营养支持

Denise Battaglini，Lucia Cattin，Silvia De Rosa

保吉燕 译 龙 洁 校

第一节　引言

代谢性内毒素血症是一种全身性疾病，感染（尤其是革兰氏阴性菌）引起的血浆 LPS 水平升高可能导致慢性炎症相关疾病和高炎症状态[1]。代谢性内毒素血症加重的常见原因是饮食摄入，而肠道上皮是阻止 LPS 吸收的有效屏障。在危重患者中，多种因素均可加重代谢性内毒素血症和肠道微生态失衡，包括侵入性操作（如机械通气、气管插管、血管内置管、外科干预）、肠内或肠外营养、抗生素使用、血管升压药、质子泵抑制剂以及阿片类药物，这些都可能改变微生物菌群的环境，并促进微生物和 LPS 进入血液循环[2]。LPS 一旦进入血液，与 Toll 样受体 4（TLR4）结合，会导致炎症反应的激活和放大[3]，这可能会促使重症和危重症患者的多器官受损和衰竭[2]。因此，需要新的治疗策略来改善可能的慢性炎症状况。目前在饮食干预、抗内毒素、抗生素、中和 LPS 脂质 A 毒性（如多黏菌素）等方面已经取得了新的进展[1, 3]，但如粪便菌群移植恢复正常菌群这一新治疗方法仍存在一定局限性[2]，还需要进一步的研究来明确内毒素血症患者的正确治疗方法。本章旨在描述和强调内毒素血症临床和治疗管理的最新进展。

第二节　肠道菌群与代谢性内毒素血症

在健康条件下，黏液层是一种由分泌物、免疫分子、抗菌肽和细胞因子组成的化学屏障，是抵御微生物入侵的第一道保护屏障。黏液层对于限制微生物与上皮细胞的接触至关重要，作为阻止溶质、分子和离子扩散的屏障，黏液细胞连接的紧密程度和完整性十分重要[1]。肠道稳态也受双向影响，来自肠道或肺部细菌的代谢产物与来自大脑的激素和炎症信号可以通过肠内分泌系统、肾上腺轴、免疫功能相互影响[2]。

危重患者极易受到代谢和炎症功能紊乱的影响，可能会导致黏液层的连接受损以及通透性增加，从而影响营养物质的吸收并致使菌群易位。ICU 患者，当疾病处于急性期时，患者可能会经历高炎症反应、能量消耗和分解代谢。而在 ICU 住院期间，如机械通气后获得性吞咽困难、ICU 获得性虚弱、代谢紊乱及新发感染等因素，可能会改变肠道稳态和生态紊乱[1]。在这种情况下，肠道菌群被认为是 LPS 的主要来源。LPS 可通过激活 TLR4 从而改变肠道的上皮紧密连接蛋白结构（闭锁蛋白和闭锁小带蛋白 -1），并从肠道内入侵到血液中，继而导致全身内毒素血症和高炎症反应[1]（图 12.1）。LPS 是革兰氏阴性菌外膜的组成部分，是一种病原体相关分子模式（PAMPs），通过与免疫细胞（如树突状细胞、巨噬细胞）和非免疫细胞表达的 TLRs（模式识别受体 PRRs、Nod 样受体 NLRs 和甘露糖）相互作用而成为炎症反应的有效激活剂。每种 TLR 都能识别特定的病原体相关分子模式（PAMPs），并激活促炎信号通路，如 NF-κB 和干扰素调节因子（IRF）[1]。TLR4 识别细菌 LPS（脂质 A 中 PAMPs），从而引发全身炎症反应、细胞因子风暴和脓毒症[4]。在分子水平上，细胞表面的 LPS 结合蛋白（LBP）重新识别并结合 LPS，随后 LPS 与细胞表面的分化簇 CD14 相互作用，并与髓样分化因子 2（MD2）形成 CD14/TLR4/MD2 复合物，从而触发两种不同的信号通路，通过 MyD88 依赖途径和非依赖途径，表现出早期和晚期反应并影响最终的新基因表达[1]。

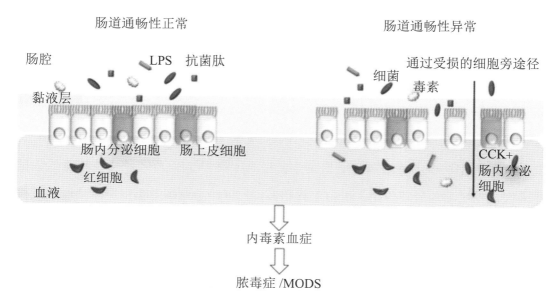

图 12.1　肠道微生物群和 LPS

代谢性内毒素血症是一种全身性疾病，感染引起的血浆 LPS 水平升高可能导致慢性炎症相关疾病和高炎症反应状态。

关于临床诊断和治疗方法，在符合脓毒症临床诊断标准的患者体内，尤其是革兰氏阴性菌感染的患者，内毒素普遍存在（由 EAA 测定）[5]。内毒素也被认为是判断脓毒症、多器官功能障碍、高降钙素原和高乳酸血症患者预后的标记物 [5, 6]。然而，最新的《拯救脓毒症运动》（SSC）指南中不建议使用降钙素原作为开始抗菌治疗的临床评估手段，只有在抗生素降阶梯治疗时才建议使用此方法。另一方面，高乳酸血症似乎是预测死亡率的指标 [6]。尽管如此，文献报道：①在脓毒症患者中经常发现高水平的 EA；② EUPHAS 研究 I 和 II 以及 EUPHRATES 研究也取得了满意效果；③最近的一项荟萃分析证实，使用血液净化比不使用血液净化可降低死亡率 [7-10]，但最新的 SSC 指南不建议使用多黏菌素 B 吸附治疗 [6]。因此，其他侵入性较小的方法应被纳入并实施，包括营养支持。

第三节　脓毒症 / 内毒素性休克时肠道营养的时间、剂量和滴定

早期识别、迅速开始抗菌治疗、液体复苏和支持治疗，仍然是脓毒性休克管理的基石 [6]。然而，肠内营养（enteral nutrition，EN）的作用、时间、剂量和滴定在脓毒性休克治疗中仍不明确。当营养物质进入脓毒症患者灌注不足的肠道时，血液可能会重新分配到内脏循环中（内脏"窃取"），导致肠道细胞工作量增加，循环灌注额外消耗，临床上可能表现为细胞缺氧、乳酸生成增加和血管升压药剂量增加。其结果是细胞缺血，并增加肠道相关并发症的风险 [11]。此外，脓毒性休克的危重患者表现出过度的分解代谢、蛋白水解和炎症加剧，导致肠道上皮屏障功能紊乱和肠道微生态失调。在危重症的早期急性期，EN 已被证明可以保护肠道上皮屏障功能，逆转肠道菌群失调 [12]。自 2011 年以来，已有 7 项相关的随机对照试验（纳入了至少 1 个 EN 组的休克患者），其中 REDOX 和 NUTRIREA-2 两项试验将休克作为入选标准 [13-15]。特别是 NUTRIREA-2 试验中，休克患者成人组的初始 EN 全

目标剂量为 20~25kcal/（kg·d）或 83.36~104.20kJ/（kg·d），结果显示，早期等热量肠内营养与肠外营养相比并不能降低死亡率或继发感染的风险，反而会增加发生消化系统并发症的风险。对于充分复苏的脓毒性休克患者，启动低剂量（营养性）EN 可能是合理的。然而，仍需要高质量的随机对照试验来证实该策略的效果，并探索早期 EN 有益于脓毒性休克患者肠道的机制[16]。尽管对高剂量肠内营养没有统一的定义，但 EN 剂量＞0.5μg/（kg·min）通常被认为是难治性休克患者所需的剂量。目前尚缺乏评估低剂量 EN 影响的临床试验，且需要更多的数据支持来比较血流动力学不稳定患者的 EN 剂量。总体而言，NUTRIREA-2 试验以及其他早期 EN 对比肠外营养（PN）的荟萃分析表明，当没有给予或不能给予早期 EN 时，早期 PN 可能是一种安全的选择。目前没有直接证据表明如何调整脓毒性休克患者的 EN 剂量。

第四节　肠外营养的争议

在 ICU 中，10%~15% 的患者不能耐受 EN 喂养，需要 PN 提供液体、葡萄糖、氨基酸、脂肪乳、电解质、维生素和矿物质。在过去的几年里，经常给予患者过量的热量来满足增高的能量需求，并扭转危重症的高代谢状态。过量肠外营养会导致高血糖、高脂血症、感染并发症增加和肝脏脂肪变性。尽管 PN 副作用的机制是多因素的，且尚不明确，但 PN 与并发症高发病率和死亡率相关[17]，尤其是在危重患者中，它可能与骨骼肌无力、医院获得性感染率增加、伤口不愈和 ICU 住院时间延长有关[18]。CALORIES 试验显示，ICU 患者在入院后 36 小时内和最长 5 天内接受 EN 或 PN 治疗，在死亡率和感染并发症方面无差异[19]。2016 年的一项系统综述和荟萃分析评估了营养给予途径对危重患者临床结局的影响。肠内和肠外营养之间的死亡率没有差异，但接受 EN 的患者显著减少了感染并发症和 ICU 住院时间[20]，在总住院时间和机械通气时间方面没有差异。对于不能接受 EN 的中度至重度蛋白质能量营养不良的患者，可能会从 PN 中受益[21]。但目前现有的 PN 疗效对照临床试验设计并不完善[22]，其中大多数仅限于少数患者、不同的危重疾病和不适当的盲法策略[23]。

第五节　益生菌、合生元和益生元对内毒素血症的影响

肠上皮屏障（含有分泌型 IgA 和抗微生物肽的致密黏膜层）在防止抗原和病原体易位、营养吸收方面具有重要功能。亚慢性炎症，是肠道来源的革兰氏阴性菌碎片（脂多糖）通过肠黏膜进入循环所继发的，是解释肠道微生物作用于疾病发展的公认理论之一[24]。内毒素可以刺激脂肪、肝脏和骨骼肌组织的先天免疫反应，增加促炎细胞因子的生成[25]。肠道菌群失调、内毒素血症和全身炎症反应与危重症患者的病理生理相关（图 12.2）。尽管一些新的研究支持通过补充益生元来增强屏障功能，防止内毒素进入体内循环，但另一些研究对此观点有相反的结论。Sabico 等在随机对照试验中纳入了 2 型糖尿病患者，服用 8 株益生菌补充剂，来观察其降低内毒素的效果，在 3 个月的试验期中，益生菌组的内毒素水平与安慰剂组并没有差异[26]。Sharma 等研究了益生菌对急性胰腺炎患者肠道通透性和内毒素血症的作用，没有发现益生菌对肠道通透性或内毒素血症有任何显著影响[27]。益生元有利于双歧杆菌和乳酸杆菌等有益细菌的增殖，增加短链脂肪酸（SCFAs）的产生，以此调节肠促胰岛素轴并减少炎症反应[28, 29]。据报道，低聚糖（低聚果糖和低聚半乳糖）可作为益生元促进乳杆菌的生长[3, 30]。很少有研究评估饮食干预对重症监护患者肠道菌群的影响。由于益生菌菌株以益生元基质为底物，因此将合生元组合在一起以协同促进宿主胃肠道健康。Seifi 等发现补充合生元可以减少血清内毒素和降低炎症指标，但对临床结局没有任何影响[31]。益生菌、合生元和益生元的益处及其对危重症成年患者血清内毒素和炎症的影响，需要进一步的高质量临床试验来最终证明。

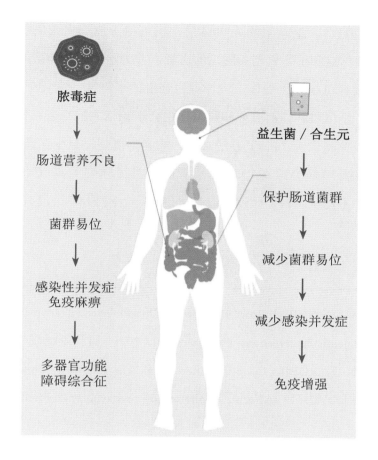

图 12.2　肠道和益生菌／合生元

脓毒症后肠道菌群的紊乱会导致系统炎症、感染性并发症、免疫麻痹和多器官衰竭。益生菌和合生元有助于维持肠道菌群稳态并预防感染并发症。

第六节　粪菌移植缓解 ICU 器官功能障碍

粪菌移植（fecal microbiota transplantation，FMT）可能是一种调节肠道微生物的有效方法。FMT 是将健康供者的粪便进行收集、过滤，再通过鼻胃管或直肠注入患者。此方法已成功地应用于艰难梭菌感染（clostridioides difficile infection，

CDI）患者的治疗[32]，治愈率约为90%[33]，也可用于危重症或免疫功能低下、炎性肠病、脓毒性休克和抗生素相关腹泻的患者，并去除多重耐药菌的定植[34]。

供体微生物群可以植入受体，增加微生物群的多样性，恢复正常的肠道功能。此外，胆汁酸、蛋白质、细菌成分和噬菌体也会影响宿主的稳态。然而，对于微生物群改变的免疫抑制患者，FMT方法对其影响尚不清楚，至少在理论上尚有风险。另外，抗生素治疗可能会改变FMT后患者的微生物群[35]。即使CDI的大量数据允许对安全性和不良反应做出假设，但是目前国际上对FMT还没有达成共识[36]。

参考文献

[1] MOHAMMAD S，THIEMERMANN C. Role of metabolic endotoxemia in systemic inflammation and potential interventions. Front Immunol，2021，11：594150.

[2] BATTAGLINID，ROBBA C，FEDELEA，et al. The role of dysbiosis in critically ill patients with COVID-19 and acute respiratory distress syndrome. Front Med，2021，8：671714.

[3] FUKE N，NAGATA N，SUGANUMA H，et al. Regulation of gut microbiota and metabolic endotoxemia with dietary factors. Nutrients，2019，11：2277.

[4] LU YC，YEH WC，OHASHI PS. LPS/TLR4 signal transduction pathway. Cytokine，2008，42：145-151.

[5] MALLAT J，LEONE S，CASCELLA M，et al. Should endotoxin be a research priority in Gram-negative sepsis and septic shock? Expert Rev Clin Pharmacol，2019，12：697-699.

[6] EVANS L，RHODES A，ALHAZZANI W，et al. Surviving sepsis campaign：international guidelines for management of sepsis and septic shock 2021. Intensive Care Med，2021，47：1181-1247.

[7] CRUZ DN，ANTONELLI M，FUMAGALLI R，et al. Early use of polymyxin B hemop-

erfusion in abdominal septic shock. JAMA，2009，301：2445.

[8] CUTULI SL，ARTIGAS A，FUMAGALLI R，et al. Polymyxin-B hemoperfusion in septic patients：analysis of a multicenter registry. Ann Intensive Care，2016，6：77.

[9] ZHOU F，PENG Z，MURUGAN R，et al. Blood purification and mortality in sepsis. Crit Care Med，2013，41：2209-2220.

[10] DELLINGER RP，BAGSHAW SM，ANTONELLI M，et al. Effect of targeted polymyxin B hemoperfusion on 28-day mortality in patients with septic shock and elevated endotoxin level. JAMA，2018，320：1455.

[11] PATEL JJ，RICE T，HEYLAND DK. Safety and outcomes of early enteral nutrition in circulatory shock. J Parenter Enter Nutr，2020，44：779-784.

[12] WAN X，BI J，GAO X，et al. Partial enteral nutrition preserves elements of gut barrier function，including innate immunity，intestinal alkaline phosphatase（IAP）level，and intestinal microbiota in mice. Nutrients，2015，7：6294-6312.

[13] REIGNIERJ，BOISRAMÉ-HELMS J，BRISARD L，et al. Enteral versus parenteral early nutrition in ventilated adults with shock：a randomised，controlled，multicentre，open-label，parallel-group study（NUTRIREA-2）. Lancet，2018，391：133-143.

[14] HEYLAND D，MUSCEDERE J，WISCHMEYER PE，et al. A randomized trial of glutamine and antioxidants in critically ill patients. N Engl J Med，2013，368：1489-1497.

[15] PATEL JJ，KOZENIECKIM，PEPPARD WJ，et al. Phase 3 pilot randomized controlled trial comparing early trophicenteral nutrition with "no enteral nutrition" in mechanically ventilated patients with septic shock. J Parenter Enter Nutr，2020，44：866-873.

[16] PATEL JJ，SHUKLA A，HEYLAND DK. Enteral nutrition in septic shock：a pathophysiologic conundrum. J Parenter Enter Nutr，2021，45：74-78.

[17] KUMPF VJ. Parenteral nutrition-associated liver disease in adult and pediatric patients. Nutr Clin Pract，2006，21：279-290.

[18] MCCLAVE SA，MARTINDALE RG，VANEKVW，et al. Guidelines for the provision and assessment of nutrition support therapy in the adult critically ill patient. J Parenter Enter Nutr，2009，33：277-316.

[19] HARVEY SE，PARROTT F，HARRISON DA，et al. Trial of the route of early nutritional support in critically ill adults. N Engl J Med，2014，371：1673-1684.

[20] ELKE G，VAN ZANTEN ARH，LEMIEUX M，et al. Enteral versus parenteral nutrition in critically ill patients：an updated systematic review and meta-analysis of randomized controlled trials. Crit Care，2016，20：117.

[21] BRAUNSCHWEIG CL，LEVY P，SHEEAN PM，et al. Enteral compared with parenteral nutrition：a meta-analysis. Am J Clin Nutr，2001，74：534-542.

[22] KORETZ RL，LIPMAN TO，KLEIN S. AGA technical review on parenteral nutrition. Gastroenterology，2001，121：970-1001.

[23] DOIG GS，SIMPSON F，DELANEY A. A review of the true methodological quality of nutritional support trials conducted in the critically ill：time for improvement. Anesth Analg，2005，100：527-533.

[24] HARTE AL，DA SILVA NF，CREELY SJ，et al. Elevated endotoxin levels in non-alcoholic fatty liver disease. J Infamm，2010，7：15.

[25] CREELY SJ，MCTERNAN PG，KUSMINSKI CM，et al. Lipopolysaccharide activates an innate immune system response in human adipose tissue in obesity and type 2 diabetes. Am J Physiol Metab，2007，292：E740-747.

[26] SABICO S，AL-MASHHARAWI A，AL-DAGHRINM，et al. Effects of a multi-strain probiotic supplement for 12 weeks in circulating endotoxin levels and cardiometabolic profiles of medication naïve T2DM patients：a randomized clinical trial. J Transl Med，2017，15：249.

[27] SHARMA B，SRIVASTAVA S，SINGH N，et al. Role of probiotics on gut permeability

and endotoxemia in patients with acute pancreatitis. J Clin Gastroenterol, 2011, 45: 442-448.

[28] VAZIRIND, LIU S-M, LAUWL, et al. High amylose resistant starch diet ameliorates oxidative stress, inflammation, and progression of chronic kidney disease. PLoS One, 2014, 9: e114881.

[29] FELIZARDO RJF, WATANABE IKM, DARDI P, et al. The interplay among gut microbiota, hypertension and kidney diseases: the role of short-chain fatty acids. Pharmacol Res, 2019, 141: 366-377.

[30] SIMS IM, RYAN JLJ, KIM SH. In vitro fermentation of prebiotic oligosaccharides by Bifidobacterium lactis HN019 and Lactobacillus spp. Anaerobe, 2014, 25: 11-17.

[31] SEIF N, SEDAGHAT A, NEMATY M, et al. Effects of synbiotic supplementation on the serum endotoxin level, inflammatory status, and clinical outcomes of adult patients with critical illness: a randomized controlled trial. Nutr Clin Pract, 2021, 37(2): 451-458.

[32] CHAPMAN BC, MOORE HB, OVERBEY DM, et al. Fecal microbiota transplant in patients with Clostridium difficile infection. J Trauma Acute Care Surg, 2016, 81: 756-764.

[33] QURAISHI MN, WIDLAK M, BHALA N, et al. Systematic review with meta-analysis: the effcacy of faecal microbiota transplantation for the treatment of recurrent and refractory Clostridium difficile infection. Aliment Pharmacol Ther, 2017, 46: 479-493.

[34] ALLEGRETTI JR, MULLISH BH, KELLY C, et al. The evolution of the use of faecal microbiota transplantation and emerging therapeutic indications. Lancet, 2019, 394: 420-431.

[35] KLINGENSMITH NJ, COOPERSMITH CM. Fecal microbiota transplantation for multiple organ dysfunction syndrome. Crit Care, 2016, 20: 398.

[36] CIBULKOVÁ I, ŘEHOŘOVÁ V, HAJER J, et al. Fecal microbial transplantation in critically ill patients-structured review and perspectives. Biomolecules, 2021, 11: 1459.

第十三章　降低内毒素活性的策略

Gianluca Paternoster

刘　倩　译　龙　洁　校

第一节 内毒素作为治疗靶点

内毒素又称为脂多糖，可以通过革兰氏阴性菌细胞壁溶解或直接从肠道转移释放入血。

内毒素是脓毒症级联反应最有效的触发器：肠道菌群失调会导致内毒素增加1000倍[1]，从而诱发脓毒症，并且已证实内毒素的存在会改变3700多个独特基因的表达，这些基因大多数参与了炎症反应过程[2]。脓毒症病理生理学涉及多种分子途径、促炎和抗炎反应、细胞因子表达和凝血级联反应、补体系统和炎症细胞成分的激活之间的复杂相互作用[3]。由内毒素引发的宿主反应失调，可能会导致危及生命的器官功能障碍。在本章中，将讨论各种中和内毒素及其有害影响的方法，包括体外血液净化技术和药理学免疫调节策略。

第二节 内毒素体外清除策略

近年来为了应对免疫失调的各个阶段，开发了不同体外血液净化设备[4, 5]。表13.1 列出了目前在临床上可用且有文献明确描述可以体外清除内毒素的主要设备。

表 13.1　目前用于体外清除内毒素的医疗设备

项目	设备名称		
	Toraymyxin	oXiris	LPS Adsorber
有效成分	多黏菌素 B	聚乙烯亚胺，阳离子	合成肽
特异性	有	无	有
设备吸收容量※	64.0μg，制造商数据和文献	1.0~8.0μg，文献	1.0~8.0μg，文献
其他作用机制	特异性吸附活化的免疫细胞	非特异性清除炎症介质	—

注：※1.0μg=10 000EU。

一、多黏菌素 B 血液灌流治疗

用于治疗内毒素导致的脓毒性休克的血液净化技术中，多黏菌素 B 血液灌流（polymyxin B hemoperfusion，PMX-HP）治疗在文献中描述最为完善。

此技术始于日本，于 2002 年在欧洲推出，目前已经有超过 20 万例患者接受了多黏菌素 B 灌流治疗，并且该技术已有超过 400 篇相关文献。

Toraymyxin 是一种将多黏菌素 B 固定于聚苯乙烯或聚丙烯纤维的吸附柱[6]。时至今日，Toraymyxi 依然是唯一一种含有最有效的内毒素中和剂"多黏菌素 B"的设备。尽管 Toraymyxin 设计之初是用来吸附内毒素的，但它同时也可以参与其他一些免疫调节机制，如直接中和内毒素或直接吸附活化的免疫细胞[7-9]。EUPHAS RCT 研究纳入了腹部感染导致的脓毒性休克患者，证明多黏菌素 B 血液灌流对血流动力学和器官功能均有显著改善。此外，28 天死亡率在对照组为 53%，研究组则显著降低到 32%（P=0.03）[10]。最新的 EUPHRATES 研究显示多黏菌素 B 血液灌流组的患者血流动力学得到改善[11]，事后分析认为内毒素活性水平（EA）在 0.6~0.9 和 MODS 评分 > 9 的内毒素性休克患者中，多黏菌素 B 血液灌流的使用可显著提高患者平均动脉压、延长无需呼吸机天数和提高患者生存率[12]。目前正在进行的 TIGRIS 试验会进一步证明此结论。除了随机对照实验，数据注册中心 EUPHAS-2 研究也正在收集当前的临床实践数据。

二、其他血液净化技术

oXiris 血液滤器是一种以 AN69 膜为基础的膜材，其表面经过聚乙烯亚胺（PEI）处理并嫁接肝素。Broman 等收集了 16 例脓毒性休克相关急性肾损伤且内毒素水平 > 0.03EU/mL 需 CRRT 的患者[13]，患者被前瞻性随机分配至接受 oXiris 滤器或标准滤器的治疗。T_0 时，oXiris 组（n=8）血浆内毒素水平中位数为 0.27（0.15~0.63EU/mL），标准滤器组（n=8，P=0.06）为 0.10（0.03~0.16EU/mL）。第一次治疗后，与标准滤器组相比，使用 oXiris 滤器患者的内毒素水平显著降低。在第二次治疗中，内毒素水平没有进一步降低。

LPS Adsorber 是一种血液灌流吸附柱，由填充有内毒素特异性合成肽的多孔聚乙烯板构成。合成肽覆盖在多孔聚乙烯基质的表面，旨在提供最佳的结合表面。目前唯一针对此吸附柱的研究，是将 32 例患者纳入随机对照试验，结果显示在标准护理之外，使用 LPS Adsorber 与虚假设备相比没有任何益处[14]。

第三节　免疫调节策略

在脓毒症中，免疫系统的关键作用是为免疫调节作为辅助治疗提供理论依据[15]。

一、重组细胞因子

重组细胞因子是一种类似内源性细胞因子和集落刺激因子的药物[16]。重组细胞因子如 IFN-γ 和 GM-CSF 可被用于增强脓毒症患者免疫抑制阶段的免疫反应，但其在临床实践中的作用仍存在争议，值得进一步研究[17]。

二、针对特异性促炎介质的治疗

针对 TNF-α 的单克隆抗体（monoclonal antibody, mAb）和重组人 IL-1 受体拮抗剂阿那白滞素（anakinra），代表了免疫调节剂的两种药物，它们被测试用于脓毒症患者的适用性[18]，但两者都未能证明在生存方面的益处[19-22]。

三、免疫检查点抑制剂

脓毒症诱导的免疫抑制的特征之一是 T 细胞衰竭标志物 —— 程序性细胞死亡蛋白（programmed cell death protein-1，PD-1）及其相应配体（PD-L1）的上调，导致 T 细胞功能抑制，从而使关键蛋白的产生减少，并增加细胞凋亡[23]。脓毒症模型和脓毒症患者血液样本分析表明，用抗 PD-1/PD-L1 抗体阻断该途径可能会恢复免疫细胞功能[24, 25]。

四、针对表观遗传修饰的治疗

训练免疫被认为是由表观遗传重编程介导的[26, 27]。例如，β- 葡聚糖可以刺激多个位点组蛋白乙酰化的改变，从而增加感染记忆[28]。一些研究者认为，训练免疫可能是脓毒症诱导的免疫耐受的对立面[29]。因此，未来的免疫增强策略可能会通过探索如何操纵表观遗传酶来诱导训练免疫和逆转免疫抑制来进行治疗。

五、糖皮质激素

糖皮质激素是具有多效性的天然类固醇激素，通过结合转录因子，糖皮质激素受体（GR）上调抗炎蛋白表达和下调促炎蛋白表达[30]。在 2021 年《拯救脓毒症运动》指南中，对使用升压药物剂量＞ 0.25μg/（kg·min）且至少持续 4 小时以上的脓毒性休克的成人患者，建议静脉注射糖皮质激素。选择的糖皮质激素是以氢化可的松为标准，使用方法是静脉注射 200mg/d。这一建议的证据支持较弱且为中等质量，通常指脓毒性休克，而不是专指内毒素性休克。

六、静脉注射免疫球蛋白

静脉注射免疫球蛋白（intravenous immunoglobulin，IVIg）可通过调节免疫反应、中和细菌毒素、刺激白细胞和血清的杀菌活性，从而有利于脓毒症及脓毒性休克的治疗[32]。多克隆标准 IgG 和富含 IgM 的制剂均可从健康供体的血浆中获得。使用这两种制剂均可清除病原体，但 IgM 在中和清除毒素方面表现出其特殊属性[33]。

IVIg 的保护作用归因于其多效性[34]。尽管对免疫球蛋白研究的基础是其保护宿主免受感染，但实验结果提示它们可能作为促炎剂和抗炎剂发挥双重对立作用[35]。事实上，它对以先天性免疫／获得性免疫严重抑制为特征的脓毒症晚期患者可能也是有益的[35-37]。IVIg 对淋巴细胞具有直接的抗凋亡作用，通过 IgM 介导的机制促进凋亡细胞的清除，从而可能抵消脓毒症诱导的免疫功能障碍[38]。然而，由于缺乏证据，在 2021 年《拯救脓毒症运动》指南中不建议在脓毒症与脓毒性休克患者中静脉使用免疫球蛋白[31, 39]。

七、干细胞

动物模型研究表明，同种异体间充质干细胞（mesenchymal stem cells，MSC）治疗可降低器官功能衰竭和患者死亡率[40]。在小鼠中进行的初步研究表明，MSC治疗可以减轻内毒素灌注后的肺损伤，阐述了 MSC 分泌的介质在降低 TNF-α 和巨噬细胞炎症蛋白 -2 以及增加 IL-10 方面的作用，从而减轻损伤和组织修复[41]。MSC 分泌组、间充质干细胞衍生的囊泡及胚胎干细胞衍生的 MSC 也被证明能有效减少内毒素诱导的损伤[42, 43]。

八、维生素 C

内毒素血症和脓毒症患者，可能是由于代谢消耗导致其急性维生素 C 缺乏[44]。一项荟萃分析得出结论，在 ICU 患者中，给予维生素 C 对生存率、重症监护时间或住院时间没有显著影响[45]。此外，在 CITRIS-ALI RCT 研究中，与安慰剂相比，脓毒症和 ARDS 患者服用维生素 C 没有显著改善器官功能障碍评分，也没有改变炎症和血管损伤标志物[46]。理论上，维生素 C、氢化可的松和维生素 B1 具有协同作用，一些研究也试图证明联合使用这些药物的潜在益处[47]，但是结果并没有显示出任何积极作用[48, 49]。

第四节　结论

考虑到现有文献的科学和临床证据，在中和内毒素和调节宿主反应的治疗方法中，血液净化治疗中的多黏菌素 B 血液灌流和药物治疗中的免疫球蛋白似乎是最有效的选择。未来可以考虑对多黏菌素 B 灌流联合免疫球蛋白的使用进行研究评估。

参考文献

［1］OPAL SM，SCANNON PJ，VINCENT JL，et al. Relationship between plasma levels of lipopolysaccharide（LPS）and LPS-binding protein in patients with severe sepsis and septic shock. J Infect Dis，1999，180（5）：1584-1589.

［2］CALVANO SE，XIAO W，RICHARDS DR，et al. A network-based analysis of systemic inflammation in humans. Nature，2005，437（7061）：1032-1037.

［3］ANGUS DC，VAN DER POLL T. Severe sepsis and septic shock. N Engl J Med，2013，369（9）：840-851.

［4］MONARD C，RIMMELE T，RONCO C. Extracorporeal blood purification therapies for sepsis. Blood Purif，2019，47（Suppl 3）：1-14.

［5］RONCO C，PICCINNI P，KELLUM J. Rationale of extracorporeal removal of endotoxin in sepsis：theory，timing and technique. Contrib Nephrol，2010，167：25-34.

［6］SAKAI Y，SHOJI H，KOBAYASHI T，et al. New extracorporeal blood purification devices for critical care medicine under development. Ther Plasm，1993，12：837-842.

［7］ESTEBAN E，FERRER R，ALSINA L，et al. Immunomodulation in sepsis：the role of endotoxin removal by polymyxin B-immobilized cartridge. Mediat Inflamm，2013，2013：507539.

［8］NISHIBORI M，TAKAHASHI HK，KATAYAMA H，et al. Specific removal of monocytes from peripheral blood of septic patients by polymyxin B-immobilized filter column. Acta Med Okayama，2009，63（1）：65-69.

［9］PEREGO AF，MORABITO S，GRAZIANI G，et al. Polymyxin-B direct hemoperfusion（PMX-DHP）in gram negative sepsis. G Ital Nefrol，2006，23（Suppl 36）：S94-102.

［10］CRUZ DN，ANTONELLI M，FUMAGALLI R，et al. Early use of polymyxin B hemoperfusion in abdominal septic shock：the EUPHAS randomized controlled trial. JAMA，

2009，301（23）：2445-2452.

[11] ROMASCHIN AD，OBIEZU-FORSTER CV，SHOJI H，et al. Novel insights into the direct removal of endotoxin by polymyxin B hemoperfusion. Blood Purif，2017，44（3）：193-197.

[12] KLEIN DJ，FOSTER D，WALKER PM，et al. Polymyxin B hemoperfusion in endotoxemic septic shock patients without extreme endotoxemia：a post hoc analysis of the EUPHRATES trial. Intensive Care Med，2018，44（12）：2205-2212.

[13] BROMAN ME，HANSSON F，VINCENT JL，et al. Endotoxin and cytokine reducing properties of the Oxiris membrane in patients with septic shock：a randomized crossover double- blind study. PLoS One，2019，14（8）：e0220444.

[14] LIPCSEY M，TENHUNEN J，PISCHKE SE，et al. Endotoxin removal in septic shock with the Alteco LPS adsorber was safe but showed no benefit compared to placebo in the double-blind randomized controlled trial-the asset study. Shock，2020，54（2）：224-231.

[15] PETERS VAN TON AM，KOX M，ABDOWF，et al. Precision immunotherapy for sepsis. Front Immunol，2018，9：1926.

[16] ZÍDEK Z，ANZENBACHER P，KMONÍČKOVÁ E. Current status and challenges of cytokine pharmacology. Br J Pharmacol，2009，157（3）：342-361.

[17] BECKMANN N，SALYER CE，CRISOLOGO PA，et al. Staging and personalized intervention for infection and sepsis. Surg Infect，2020，21（9）：732-744.

[18] MALAVIYA R，LASKIN JD，LASKIN DL. Anti-TNFα therapy in inflammatory lung diseases bn. Pharmacol Ther，2017，180：90-98.

[19] QIU P，CUI X，SUN J，et al. Antitumor necrosis factor therapy is associated with improved survival in clinical sepsis trials：a meta-analysis. Crit Care Med，2013，41（10）：2419-2429.

[20] ABRAHAM E，LATERRE PF，GARBINO J，et al. Lenercept （p55 tumor necrosis factor

receptor fusion protein) in severe sepsis and early septic shock：a randomized，double-blind，placebo-controlled，multicenter phase Ⅲ trial with 1,342 patients. Crit Care Med，2001，29(3)：503-510.

[21] REINHART K，MENGES T，GARDLUND B，et al. Randomized，placebo-controlled trial of the anti-tumor necrosis factor antibody fragment afelimomab in hyperinflammatory response during severe sepsis：the RAMSES study. Crit Care Med，2001，29(4)：765-769.

[22] GALLAGHER J，FISHER C，SHERMAN B，et al. A multicenter，open-label，pro-spective，randomized，dose-ranging pharmacokinetic study of the anti-TNF-alpha antibody afelimomab in patients with sepsis syndrome. Intensive Care Med，2001，27(7)：1169-1178.

[23] CHANG KC，BURNHAM CA，COMPTON SM，et al. Blockade of the negative costimulatory molecules PD-1 and CTLA-4 improves survival in primary and secondary fungal sepsis. Crit Care，2013，17(3)：R85.

[24] ZHANG Y，ZHOU Y，LOU J，et al. PD-L1 blockade improves survival in experimental sepsis by inhibiting lymphocyte apoptosis and reversing monocyte dysfunction. Crit Care，2010，14(6)：R220.

[25] GILLIS A，BEN YAACOV A，AGUR Z. A new method for optimizing sepsis therapy by nivolumab and meropenem combination：importance of early intervention and CTL reinvigoration rate as a response marker. Front Immunol，2021，12：616881.

[26] NETEA MG，JOOSTEN LA，LATZ E，et al. Trained immunity：a program of innate immune memory in health and disease. Science，2016，352(6284)：aaf1098.

[27] VAN DER HEIJDEN CD，NOZ MP，JOOSTEN LA，et al. Epigenetics and trained immunity. Antioxid Redox Signal，2018，29(11)：1023-1040.

[28] MOORLAG SJ，KHAN N，NOVAKOVIC B，et al. β-glucan induces protective trained

immunity against mycobacterium tuberculosis infection: a key role for IL-1. Cell Rep, 2020, 31(7): 107634.

[29] IFRIM DC, QUINTIN J, JOOSTEN LA, et al. Trained immunity or tolerance: opposing functional programs induced in human monocytes after engagement of various pattern recognition receptors. Clin Vaccine Immunol, 2014, 21(4): 534-545.

[30] DESMET SJ, DE BOSSCHER K. Glucocorticoid receptors: finding the middle ground. J Clin Invest, 2017, 127(4): 1136-1145.

[31] EVANS L, RHODES A, ALHAZZANI W, et al. Surviving sepsis campaign: international guidelines for management of sepsis and septic shock 2021. Intensive Care Med, 2021, 47(11): 1181-1247.

[32] WERDAN K. Intravenous immunoglobulin for prophylaxis and therapy of sepsis. Curr Opin Crit Care, 2001, 7(5): 354-361.

[33] BUSANI S, DAMIANI E, CAVAZZUTI I, et al. Intravenous immunoglobulin in septic shock: review of the mechanisms of action and meta-analysis of the clinical effectiveness. Minerva Anestesiol, 2016, 82(5): 559-572.

[34] SCHWAB I, NIMMERJAHN F. Intravenous immunoglobulin therapy: how does IgG modulate the immune system? Nat Rev Immunol, 2013, 13(3): 176-189.

[35] LUX A, ASCHERMANN S, BIBURGER M, et al. The pro and anti-inflammatory activities of immuno-globulin G. Ann Rheum Dis, 2010, 69(Suppl 1): i92-i96.

[36] SCHMIDT C, WEISSMÜLLER S, BOHLÄNDER F, et al. The dual role of a polyvalent IgM/IgA-enriched immunoglobulin preparation in activating and inhibiting the complement system. Biomedicines, 2021, 9(7): 817.

[37] BERMEJO-MARTIN JF, GIAMARELLOS-BOURBOULIS EJ. Endogenous immuno-globulins and sepsis: new perspectives for guiding replacement therapies. Int J Antimicrob Agents, 2015, 46(Suppl 1): S25-S28.

[38] JARCZAK D，KLUGE S，NIERHAUS A. Use of intravenous immunoglobulins in sepsis therapy-a clinical View. Int J Mol Sci，2020，21（15）：5543.

[39] RHODES A，EVANS LE，ALHAZZANI W，et al. Surviving sepsis campaign：international guidelines for management of sepsis and septic shock：2016. Intensive Care Med，2017，43（3）：304-377.

[40] KEANE C，JERKIC M，LAFFEY JG. Stem cell-based therapies for sepsis. Anesthesiology，2017，127（6）：1017-1034.

[41] LEE JW，GUPTA N，SERIKOV V，et al. Potential application of mesenchymal stem cells in acute lung injury. Expert Opin Biol Ther，2009，9（10）：1259-1270.

[42] ZHU YG，FENG XM，ABBOTT J，et al. Human mesenchymal stem cell microvesicles for treatment of Escherichia coli endotoxin-induced acute lung injury in mice. Stem Cells，2014，32（1）：116-125.

[43] HAO Q，ZHU YG，MONSELA，et al. Study of bone marrow and embryonic stem cell-derived human mesenchymal stem cells for treatment of Escherichia coli endotoxin-induced acute lung injury in mice. Stem Cells Transl Med，2015，4（7）：832-840.

[44] CHEN Y，LUO G，YUAN J，et al. Vitamin C mitigates oxidative stress and tumor necrosis factor-alpha in severe community-acquired pneumonia and LPS-induced macrophages. Mediat Inflamm，2014，2014：426740.

[45] PUTZU A，DAEMS AM，LOPEZ-DELGADO JC，et al. The effect of vitamin C on clinical outcome in critically Ill patients：a systematic review with meta-analysis of randomized controlled trials. Crit Care Med，2019，47（6）：774-783.

[46] FOWLER AA 3RD，TRUWIT JD，HITE RD，et al. Effect of vitamin C infusion on organ failure and biomarkers of inflammation and vascular injury in patients with sepsis and severe acute respiratory failure：the CITRIS-ALI randomized clinical trial. JAMA，2019，322（13）：1261-1270.

[47] COLORETTI I，BIAGIONI E，VENTURELLI S，et al. Adjunctive therapy with vitamin c and thiamine in patients treated with steroids for refractory septic shock：a propensity matched before-after，case-control study. J Crit Care，2020，59：37-41.

[48] FUJII T，LUETHI N，YOUNG PJ，et al. Effect of vitamin C，hydrocortisone，and thiamine vs hydrocortisone alone on time alive and free of vasopressor support among patients with septic shock：the VITAMINS randomized clinical trial. JAMA，2020，323(5)：423-431.

[49] MOSKOWITZ A，HUANG DT，HOU PC，et al. Effect of ascorbic acid，corticosteroids，and thiamine on organ injury in septic shock：the ACTS randomized clinical trial. JAMA，2020，324(7)：642-650.

第十四章　体外清除内毒素

Silvia De Rosa，Anna Lorenzin，Gianluca Villa，Claudio Ronco

刘　倩　译　朱长亮　校

第一节　吸附及血液灌流清除内毒素的机制

吸附作用是指材料通过物理 – 化学的作用吸附溶质的过程。在体外治疗中，血液灌流依赖于吸附柱，当血液通过吸附柱时，吸附材料可结合其中的特定分子。当用于体外循环的透析器膜材具有结合特定分子的功能时，CRRT 也就具备了吸附功能 [1]。体外吸附 LPS 装置的性能应该以内毒素负荷和设备的吸附能力（device adsorption capacity，DAC）为基础。内毒素负荷是指内毒素导致的感染性休克患者体内 LPS 的数量，采用 MEDIC 检测法测定 EAA ≥ 0.6U [2]。当 EAA > 0.9U 时，患者死亡率增加，表明此时脓毒症患者体内内毒素数量已超过吸附柱的清除能力 [3, 4]。设备吸附能力（DAC）是指单个设备的特定属性，即单个设备能够从全血中去除内毒素的数量。表 14.1 为特定吸附装置的 DAC 计算值。以多黏菌素 B 吸附柱为治疗基础的血液灌流，是将多黏菌素 B 作为配体共价固定在不溶底物上，并作为内毒素的选择性吸附剂 [5-7]。吸附柱使用聚苯乙烯和聚丙烯复合纤维作为基材纤维，其中海 – 岛型复合纤维和聚丙烯（岛成分）对纤维进行增强。此外，将 α- 氯乙酰胺甲基通过化学方法引入到聚苯乙烯分子中，以提供可以固定多黏菌素 B 的部分 [7]。在多黏菌素 B 血液灌流中，多黏菌素 B 是通过其结构中 α，γ 二氨基丁酸衍生的 5 个伯氨基与官能团的一个活性氯原子之间的化学反应，使其共价固定在纤维表面。在多黏菌素 B 灌流器的柱内填充着结合了多黏菌素 B 的聚苯乙烯衍生纤维 [8]。通过灌流器的血流是单向的，由灌流器的中心向周边移动，并通过血液的均匀分布从而提高吸附能力（图 14.1）。多黏菌素 B 血液灌流通常通过中心静脉进行全血体外治疗。

表 14.1　特定吸附装置的 DAC 计算值

项目	设备名称		
	Toraymyxin	oXiris	LPS Adsorber
主要组成	多黏菌素 B	聚乙烯亚胺，阳离子	合成肽
特异性	有	无	有
设备吸附能力	64.0μg	1.0~8.0μg	1.0~8.0μg
参考	制造商数据和文献	文献	文献

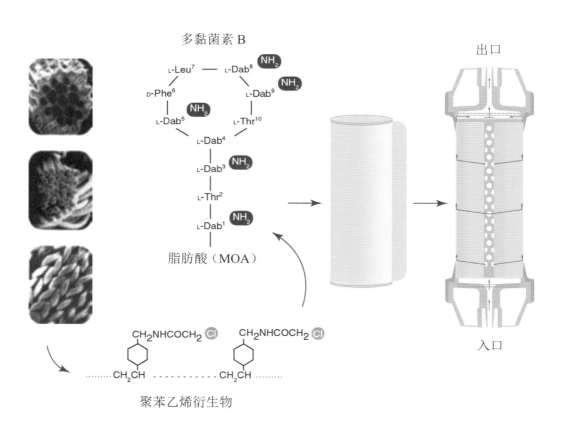

图 14.1　滤器结构

第二节　多黏菌素 B 血液灌流治疗的临床应用

有研究报道了多黏菌素 B 血液灌流对脓毒症患者的益处，包括可以改善血流动力学、氧合指数（PaO_2/FiO_2）、降低 28 天死亡率、降低内毒素水平[9-17]。Cruz 等研究表明，在常规治疗基础上增加两次多黏菌素 B 血液灌流可显著改善患者平均动脉压及对升压药物的需求，同时多黏菌素 B 血液灌流组的 28 天死亡率为 32%，而常规治疗组死亡率为 53%[9]。Payen 等研究多黏菌素 B 血液灌流治疗是否能降低腹部感染引起的脓毒性休克患者的死亡率和器官衰竭的发生[18]。多黏菌素 B 血液灌流组 28 天死亡率为 27.7%，常规治疗组为 19.5%，二者无统计学意义。但是研究人员并没有纳入危重患者，并且因为吸附柱凝血或血流动力学不稳定，导致只有 68% 患者完成了两次预定的多黏菌素 B 血液灌流疗程。Dellinger 等研究了感染性休克和高 EAA 值患者在常规治疗中联合多黏菌素 B 血液灌流治疗是否能提高生存率，结果显示多黏菌素 B 血液灌流治疗组生存率为 37.7%，对照组为 34.5%，两组的 28 天死亡率无显著差异，在 MODS 评分 ＞ 9 的人群中，多黏菌素 B 血液灌流组为 44.5%，对照组为 43.9%[19]。次要和探索性结局指标分析显示，所有患者和 MODS 评分 ＞ 9 的患者中，多黏菌素 B 血液灌流组第 3 天的平均动脉压显著高于对照组。研究人员推测，对于血液内毒素负荷过重的患者，本研究中应用的多黏菌素 B 血液灌流的治疗次数和持续时间可能不足以显著减少内毒素负荷。Klein 等在此研究的事后分析中评估了 194 例 EAA 水平在 0.60~0.89 之间的脓毒性休克患者采用多黏菌素 B 血液灌流治疗对多个终点的影响[3]。多黏菌素 B 血液灌流组 28 天死亡率（26.1%）显著低于对照组（36.8%）。因此，一项 TIGRIS 研究目前正在进行，以阐明多黏菌素 B 血液灌流对 MODS 评分 ＞ 9 且 EAA 水平在 0.60~0.89 之间的脓毒性休克患者是否具有疗效。多项对多黏菌素 B 血液灌流进行的 Meta 分析结果也存在矛盾。Terayama 等在他们的系统回顾和 Meta 分析中发现，使用多黏菌素 B 血液灌流治疗与较低的死亡率相关[20]。相反，Fujii 等发现在多黏菌素 B 血液灌流治疗 24~72 小时后的器官功能障碍评分没有明显变化[21]。他们的结论是目前没有充分的证据支持脓毒症或脓毒性休克患者常规使用多黏菌素 B 血液灌流治疗。采用 Meta 分析的系统评价结果无法给出明确的答案。有必要针对可能从多黏菌素 B 血液灌流治疗中受益的足量患者进行更严格的随机对照试验，以明确多黏菌素 B 血液灌流的临床作用。除了使用多黏菌素 B 血液灌流去除内毒素的病理生理机制外，其确切的启动时机及临床适应证目前也存在广泛争议。

第三节　其他血液净化技术 —— oXiris

oXiris 滤器是一种基于 AN-69 的膜材，其表面经过聚乙烯亚胺（PEI）处理并嫁接肝素，使其能够吸附内毒素和细胞因子。Broman 等在最近的一项研究中，纳入 16 例内毒素水平 > 0.03EU/mL 且需要持续肾脏替代治疗（CRRT）的脓毒性休克相关急性肾损伤患者，采用双盲交叉设计前瞻性随机分组，分别接受 oXiris 滤器或标准滤器的 CRRT 治疗[22]。在交叉设置的第二个治疗期间，内毒素水平没有进一步下降。目前正在进行的人体随机对照试验正在评估 oXiris 膜和标准膜（ECRO 研究，NCT03426943；oXiris 研究，NCT02600312）或多黏菌素 B 吸附柱（ENDoX 研究，NCT01948778）的比较。这些研究的结果将在未来几年提供有关 oXiris 适应证的更多信息。

第四节　内毒素性休克体外清除内毒素的黄金时间

多黏菌素 B 血液灌流在治疗细菌感染时可以挽救生命，但经常使用不当。虽然大多数临床医生都意识到救治脓毒性休克存在黄金时间，但大多数医生都忽视了这个问题。临床医生应始终优化抗菌药物管理和感染源的控制，并通过这种桥接治疗，最大限度地提高患者的临床救治效果。在脓毒性休克的情况下，通过规范化、系统化来优化体外血液净化治疗（external blood purification therapy，EBPT）的必要性已经变得越来越迫切。De Rosa 等根据临床经验，强烈建议在控制感染源 4 小时内开始体外内毒素清除，并开始抗生素治疗[23]。当器官衰竭发生时，体外治疗可能会替代或支持心脏、肾脏、肝脏和肺部等多个器官的功能。如果在 AKI KDIGO 2~3 期，第一次多黏菌素 B 血液灌流治疗后应开始 CRRT 以支持肾脏功能。应仔细评估进展且明确的严重难治性休克（VIS > 35）、序贯器官衰竭评分（SOFA > 15）和（或）高 EAA 水平（> 0.9U），从而明确体外内毒素清除的启动时机。在 2009 年 H1N1[24] 和 2020 年新型冠状病毒感染[25] 大流行期间，多黏菌素 B 血液灌流治疗使严重呼吸衰竭患者的氧合指数（PaO_2/FiO_2）有所改善。

第五节　内毒素性休克病例简介

女性，57 岁，因胃前壁溃疡穿孔而入院。行胃部分切除术及大网膜切除术。由于腹内压高，患者腹部切口未缝合。术后 48 小时，给予患者血管升压药去甲肾上腺素 0.2μg/（kg·min），收缩压波动在 60~80mmHg，平均动脉压波动在 50~70mmHg，实验室检查：血红蛋白 91g/L，白细胞 $1.52×10^9$/L，中性粒细胞 80.3%，血小板计数 $52×10^9$/L，BUN650mg/L，肌酐 18mg/L，白蛋白 31g/L，C 反应蛋白 61.1mg/L，降钙素原（PCT）100ng/mL，乳酸 2.1mmol/L。经过 5L 以上的液体复苏后患者出现严重的全身肿胀，加大去甲肾上腺素剂量 0.3μg/（kg·min）后仍有低血压。术后 3 小时 EAA 为 0.79U，肌酐 24mg/L，12 小时内尿量 < 0.3mL/（kg·h）（KDIGO 2 期）。腹膜渗出液细菌培养结果为产气肠杆菌和铜绿假单胞菌。鉴于 EAA 水平和血流动力学不稳定，决定使用多黏菌素 B 血液灌流进行血液灌流。吸附柱和管路准备完成后，以 100mL/min 的血流速和肝素抗凝开始进行血液灌流。多黏菌素 B 血液灌流治疗 2 小时后，使用 Hemofeel 滤器进行血液透析滤过序贯治疗，以清除炎症介质及肾脏支持。模式设置为后稀释，CVVHDF，处方剂量为 30mL/（kg·h），无抗凝。滤器每 24 小时更换一次，以确保其吸附效率。第一次治疗后 24 小时 EAA 为 0.63U，并进行第二个周期的多黏菌素 B 血液灌流，时间 2 小时，滤器及模式同前。使用 Hemofeel 治疗 80 小时后患者生命体征平稳，感染得到较好

的控制，去甲肾上腺素剂量逐渐减少，最终停用，SOFA 评分由 15 分下降至 11 分，尿量从 125mL/d 逐渐增加至 3095mL/d。在 80 小时的治疗期间，炎症相关指标如 PCT 从 100ng/mL 下降至 14.5ng/mL。患者腹腔手术处理较为复杂，在康复阶段，外科医生关闭了腹部切口剩余的开放部分。经过 71 天的 ICU 治疗，脓毒性休克引起的多器官功能障碍得到改善，随后患者从 ICU 出院，转至普通病房。

第六节　结论

本章讨论了内毒素体外清除策略的效果，特别是多黏菌素 B 血液灌流技术。虽然研究的范围很广，且在不断推进，但仍有一些机制尚不清楚。在这方面，进一步的研究可以让合适的患者在合适的时间得到最优治疗。

参考文献

[1] YANG Q，LI Y，TUOHUTI P，et al. Advances in the development of biomaterials for endotoxin adsorption in sepsis. Front Bioeng Biotechnol，2021，9：699418.

[2] MARSHALL JC，FOSTER D，VINCENT JL，et al. Diagnostic and prognostic implications of endotoxemia in critical illness：results of the MEDIC study. J Infect Dis，2004，190(3)：527-534.

[3] KLEIN DJ，FOSTER D，WALKER PM，et al. Polymyxin B hemoperfusion in endotoxemic septic shock patients without extreme endotoxemia：a post hoc analysis of the EUPHRATES trial. Intensive Care Med，2018，44(12)：2205-2212.

[4] HARM S，LOHNER K,FICHTINGERU，et al. Blood compatibility-an important but often forgotten aspect of the characterization of antimicrobial peptides for clinical application. Int J Mol Sci，2019，20(21)：5426.

[5] RONCO C，PICCINNI P，ROSNER MH，et al. Endotoxemia and endotoxin shock：dis-

ease，diagnosis and therapy. Contrib Nephrol，2010，167：35-44.

[6] FIORE B，SONCINI M，VESENTINI S，et al. Multi-scale analysis of the toraymyxin adsorption cartridge. Part II：computational fluid-dynamic study. Int J Artif Organs，2006，29：251-260.

[7] NISHIBORI M，TAKAHASHI HK，KATAYAMA H，et al. Specifc removal of monocytes from peripheral blood of septic patients by polymyxin B-immobilized filter column. Acta Med Okayama，2009，63：65-69.

[8] TANI T，SHIMIZU T，TANI M，et al. Anti-endotoxin properties of polymyxin B-immobilized fibres. Adv Exp Med Biol，2019，1145：321-341.

[9] CRUZ DN，ANTONELLI M，FUMAGALLI R，et al. Early use of polymyxin B hemop-erfusion in abdominal septic shock：the EUPHAS randomized controlled trial. JAMA，2009，301（23）：2445-2452.

[10] VINCENT JL，LATERRE PF，COHEN J，et al. A pilot-controlled study of a polymyxin B-immobilized hemoperfusion cartridge inpatients with severe sepsis secondary to intra-ab-dominal infection. Shock，2005，23（5）：400-405.

[11] NAKAMURA T，EBIHARA I，SHOJI H，et al. Treatment with polymyxin B-immobilized fiber reduces platelet activation in septic shock patients：decrease in plasma levels of soluble P-selectin，platelet factor 4 and β-thromboglobulin. Inflamm Res，1999，48（4）：171-175.

[12] SUZUKI H，NEMOTO H，NAKAMOTO H，et al. Continuous hemodiafiltration with polymyxin-B immobilized fibre is effective inpatients with sepsis syndrome and acute renal failure. Ther Apher，2002，6（3）：234-240.

[13] TANI T，HANASAWA K，KODAMA M，et al. Correlation between plasma endotoxin，plasma cytokines，and plasminogen activator inhibitor-1 activities in septic patients. World J Surg，2001，25（5）：660-668.

［14］IKEDA T，IKEDA K，NAGURA M，et al. Clinical evaluation of PMX-DHP for hyper-cytokinemia caused by septic multiple organ failure. Ther Apher Dial，2004，8（4）：293-298.

［15］NOVELLI G，FERRETTI G，POLI L，et al. Clinical results of treatment of postsurgical endotoxinmediated sepsis with polymyxin-B direct hemoperfusion. Transplant Proc，2010，42（4）：1021-1024.

［16］NEMOTO H，NAKAMOTO H，OKADA H，et al. Newly developed immobilized polymyxin B fibers improve the survival of patients with sepsis. Blood Purif，2001，19（4）：361-369.

［17］NAVARRO R，GUERRERO M，GONZALEZ M，et al. Description of the hemodynamic and respiratory effects of hemoperfusion treatment with polymyxin B in patients with abdominal septic shock. Rev Esp Anestesiol Reanim，2013，60：344-347.

［18］PAYEN DM，GUILHOT J，LAUNEY Y，et al. Early use of polymyxin B hemoperfusion inpatients with septic shock due to peritonitis：a multicenter randomized control trial. Intensive Care Med，2015，41（6）：975-984.

［19］DELLINGER RP，BAGSHAW SM，ANTONELLI M，et al. Effect of targeted polymyxin b hemoperfusion on 28-day mortality in patients with septic shock and elevated endotoxin level：the EUPHRATES randomized clinical trial. JAMA，2018，320（14）：1455-1463.

［20］TERAYAMA T，YAMAKAWA K，UMEMURAY，et al. Polymyxin B hemoperfusion for sepsis and septic shock：a systematic review and meta-analysis. Surg Infect，2017，18（3）：225-233.

［21］FUJII T，GANEKO R，KATAOKA Y，et al. Polymyxin B-immobilized hemoperfusion and mortality in critically ill adult patients with sepsis/septic shock：a systematic review with meta-analysis and trial sequential analysis. Intensive Care Med，2018，44（2）：167-178.

［22］BROMAN ME，HANSSON F，VINCENT JL，et al. Endotoxin and cytokine reducing properties of the Oxiris membrane in patients with septic shock：a randomized crossover double-blind study. PLoS One，2019，14（8）：e0220444.

［23］DE ROSA S，VILLA G，RONCO C. The golden hour of polymyxin B hemoperfusion in endotoxic shock：the basis for sequential extracorporeal therapy in sepsis. Artif Organs，2020，44（2）：184-186.

［24］YATERA K，YAMASAKI K，KAWANAMI T，et al. A case of successful treatment with polymyxin B-immobilized fibre column direct hemoperfusion in acute respiratory distress syndrome after infuenza A infection. Intern Med，2011，50（6）：601-605.

［25］DE ROSA S，CUTULI SL，FERRER R，et al. COVID-19 EUPHAS2 Collaborative Group. Polymyxin B hemoperfusion in coronavirus disease 2019 patients with endotoxic shock：case series from EUPHAS2 registry. Artif Organs，2021，45（6）：E187-194.